Erika Bodner
Ich wollte doch dein Leben schützen!

ISBN 3-7059-0153-2
1. Auflage 2002

Tel: 03151–8487, Fax: 03151–84874
e-mail: verlag@weishaupt.at
e-bookshop: www.weishaupt.at

Druck und Bindung: Druckerei Theiss GmbH, A-9431 St. Stefan.
Printed in Austria.

ERIKA BODNER

ICH WOLLTE DOCH DEIN LEBEN SCHÜTZEN!

ERLEBEN, SINNSUCHE UND TROST NACH DEM VERLUST EINES KINDES

Schwerpunkt Suizid

WEISHAUPT VERLAG

INHALT

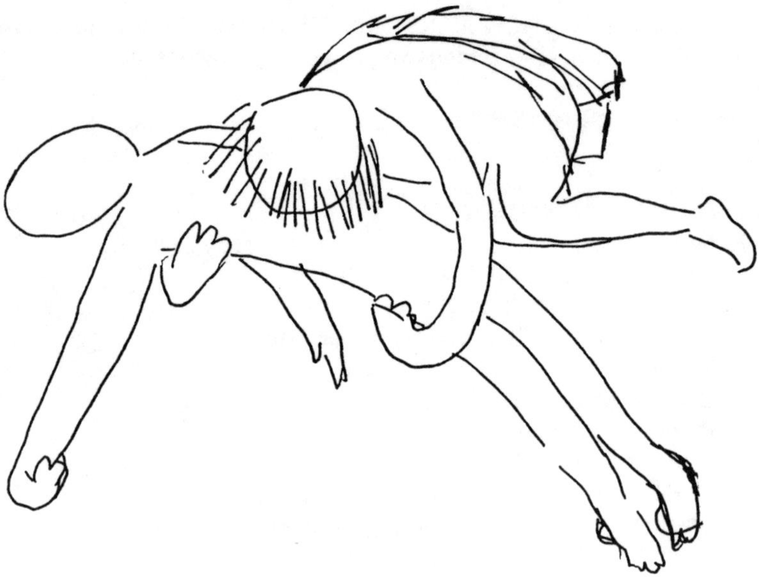

VORWORT

Das Buch ist zum großen Teil ein persönlicher Bericht, Ordnungsarbeit aus den letzten Jahren, aber die Arbeit mit gleich Betroffenen half mir, Themen auszuwählen und mich auf Schwerpunkte zu konzentrieren. Meine Wärme gilt ihnen. Das Leben verschließt und öffnet sich wieder bei uns Menschen auf sehr ähnliche Weise.

Nachdem ich in den ersten Trauerjahren das totale Chaos von Gefühlen, Vermutungen, Deutungen durch Aufschreiben ein wenig gegliedert hatte, dachte ich nicht mehr an eine weitere schriftliche Aufarbeitung meines Lebens. Ich suchte aber weiterhin fieberhaft nach Antworten auf die Fragen unseres Lebens: in der Literatur, in philosophischen Richtungen, in den Religionen – ich las. Jahre später, als ich auch alles erreichbare Wissen über den Suizid verinnerlicht hatte, wollte ich vorwiegend darüber schreiben. Aber meine Gedanken gingen eigene Wege und mein Inneres drängte in vorliegende Form, in der die Trauerverarbeitung, Lebensveränderung und der Versuch, das Leben zu deuten, einen Schwerpunkt bilden. Dennoch haben der Suizid mit seinen speziellen Belastungen und seine Hintergründe hierin einen besonderen Platz, wobei ich einen zu wissenschaftlichen Stil bewusst vermeide.

Aus den frühen, ganz spontanen Aufzeichnungen will ich zitieren, um Hoffnungslosigkeit und aufkeimendes Lebenkönnen aufzuzeigen. Als ich diese nach fast 10 Jahren zur Hand nahm, erkannte ich, dass manches davon heute nicht mehr oder anders in meiner Erinnerung ist. Diese scheint sich im Fluss des Lebens mitzuverändern. Ich wollte das immer wiederkehrende Suchen und Fragen festhalten, Antworten, die ich gefunden habe, Enttäuschung und überraschtes Staunen, Erinnerungen, für die ich dankbar bin und solche, die mich belasten.

Ich war 50, als mein Sohn Herwig, fast 23, mitten aus Graz verschwand. Das war vor 13 Jahren, im Sommer 1989. Sein Zimmer war aufgeräumt, und es fehlte nichts, was ihm das Überleben anderswo ermöglicht hätte. Ich erfuhr, dass er sich damit beschäftigt hatte, wie man einen Suizid begehen könne, ohne Spuren zu hinterlassen. Er hatte auch davon gesprochen, dass er sich selbst einmal das Leben nehmen würde. Einige Aussagen wiesen konkret auf die damals nächstliegende Zeit. Erst nach Tagen keimte in mir das Entsetzen, dass er seinen Plan umgesetzt habe. Da ich noch weit entfernt in Köln lebte, hatte ich wenig Übersicht über seine Freizeitgestaltung. Ich konnte der Polizei keinerlei Hinweis über den Verbleib geben. Es waren Semesterferien, und alle Mitbewohner der umliegenden Zimmer waren verreist. Der heiße August brachte damals heftige Unwetter. Der mögliche Suizid meines Kindes drängte sich immer mehr als Tatsache auf, in der Ungewissheit zu bleiben, hätte mich überfordert. Sie hat sich dennoch bis heute nicht wirklich aufgelöst. 10 Jahre nach ihrem Verschwinden werden Menschen gesetzlich für tot erklärt.

Sechs Jahre vor Herwig habe ich meinen Mann durch Krebs verloren. Als für ihn keine Aussicht mehr bestand, ein tätiges Leben zu führen, gab er auf, indem er jede feste Nahrung verweigerte. Das Verhungern vor den Augen der Familie dauerte neun Wochen. Nach seinem Tod hatte Herwig begonnen, von Suizid zu sprechen und ich dachte: wenn jetzt noch einem meiner Kinder etwas zustößt, ist meine Kraft endgültig erloschen.

Und doch habe ich angenommen. Es gelang mir, den Kokon des Schmerzes und der Sinnlosigkeit, in dem ich nach Herwigs Verlust irrte, zu sprengen. Ich stellte mich weiter dem Leben und rang mit oft letzter Energie.

Da ich nicht religiös im Sinne der traditionellen Kirche bin, waren ihre Angebote für mich nicht hilfreich. Auch die Philosophie ließ mich ziemlich leer. Vorwiegend auf eigenen Beobachtungen und Erkenntnissen habe ich ein neues Lebensbild aufgebaut, das mich zufrieden stellt und mir den Nutzen jedes Lebens ausweist. Das zu entdecken war ganz wesentlich dafür, es wieder aufzunehmen. Ich sollte einsehen, dass überdurchschnittliche Schicksale herausfordern. Sie führen in die Tiefe und beeinträchtigen dennoch dauerhaft. Aber noch immer staune ich über die Sinnmöglichkeiten, die sich für mich heute noch auftun. Es waren keine Wunder, die meine Überzeugung bewirkten, einen großen Anteil an Kraft schöpfte ich aus der Natur, aus anderen Menschenleben und meiner eigenen gelebten Zeit.

Was den Suizid betrifft, ist sein Geheimnis für mich größer geworden, je tiefer ich einzudringen versuchte. Unter welchen Umständen wächst die Kraft, die sich gegen das Leben stemmt? Unter diesem Aspekt sollen diese Aufzeichnungen auch gesehen werden als Lebensannahme und als Lebensaufgabe, als erfolgreiche Sinnsuche und als vergebliche, als ein Wiederfinden des Lebens und ein Entgleiten dessen.

Mein Bericht ist die Geschichte einer nie sehr sicher im Leben stehenden Mutter, die durch Lebensphasen und gesellschaftliche Veränderungen hindurchschritt und schwerste Hürden überwand – und die ihres Sohnes mit ähnlicher Veranlagung, der dem Leben verloren ging. Für ihn und viele Leidensgefährten lasse ich auch junge Menschen sprechen: G. und Sabine.

An den verschiedenen Tagen, an denen ich schrieb, kam das Leben unterschiedlich an mich heran, einmal mehr sein guter Teil, dann wieder seine Last. Die Wichtigkeit des Schreibens wurde mir aber immer wieder vor Augen geführt: ich begann ein Thema im Zorn und Aufbegehren oder in Trauer, und „unter meiner Feder“ entwickelte sich oft von selbst eine positive Sicht. Ich bin mir bewusst, dass ich einzelne Themen öfter aufgreife, ihre Wertigkeit verschiebt sich je nach Sichtweise.

Meine mir so lieb gewordene Tätigkeit in der Erwachsenenbildung, als Lebenshilfe konzipiert, hatte ich aufgegeben, alle Lebensstufen hatten darin Platz. Das Schreiben als stumme Mitteilung war an seine Stelle getreten und die Begleitung Trauernder war mir für Jahre als neue Aufgabe zugewachsen. 8 Jahre war ich in einer Trauergruppe tätig. Trostgedanken für die Eltern habe ich zusätzlich an den Schluss des Buches gesetzt. Mein großes Interesse an Menschen und allem, was mit ihnen zusammenhängt, ist geblieben, und ich sammle seit längerem Themen aus dem Lebensbereich älterer Menschen. Eine kleine Aufgabe in dieser Richtung habe ich schon als Versuch eines Wiedereinstieges in meine frühere Tätigkeit übernommen. Offene Arme strecken sich mir entgegen.

Jetzt, da ich die Texte, an denen ich lange gearbeitet habe, in diesem Buch zusammengefasst weiß, fällt es mir schon schwer, sie zu lesen. Die verwirrende Buntheit des Lebens tritt aus ihnen und macht all das Geschehene fast unwirklich für mich als alternde Frau. Es bleibt ein Bilderbuch des Schmerzes, auch wenn es vom Weg heraus handelt. Ich bin aber sehr erleichtert, dass es diese Aufzeichnungen als eine Hinterlassenschaft gibt, obwohl sie nur einen Bruchteil von dem beinhalten, was zu sagen wäre.

Erika Bodner

Gewidmet

allen trauernden Eltern, die sich mir geöffnet hatten und mir den Trost gaben, den mir die Wissenschaft nicht geben konnte,

und ihren Kindern, deren Leben nochmals vor mir aufstand, mich reicher machte und deren Ende mir mein eigenes vertraut werden ließ,
denen körperliche Schmerzen und Klinikaufenthalte
die Kindheit und Jugend geraubt und die niemals frei davon waren,
ihr nahes Ende zu erahnen,
denen, die erst kurz zum Leben erwacht waren
und ahnungslos wieder die Welt verließen,
denen, deren Lebensfreude schon ferne Bahnen gezogen hatte
und die jäh abbrechen mussten,

und denen, die den Tod ersehnten,
deren Kraft zu gering angelegt war,
um den Bewährungen standzuhalten,
die sich in einer zerstörenden Sicht verloren,
deren Denken und Fühlen eine psychische Krankheit
in hoffnungslosen Schatten hüllte

und meinem Sohn Herwig, dessen Schicksal nicht geklärt werden konnte.

DIE EIGENE LEBENSORDNUNG

Nicht dich habe ich verloren,
sondern die Welt.
Ingeborg Bachmann

TOTES LEBEN – ZERSPRENGTES LEBEN

Aufzeichnung 1989: Das Leben ist finstere Nacht

22. 8. 1989
Wenn dir etwas zugestoßen ist, mein Sohn, kann ich das Leben nicht mehr positiv sehen. Dann ist es zu viel an Leid für mich, dann glaube ich nicht mehr an Ordnung, dann glaube ich nicht mehr an die Freiheit des Menschen, etwas zu bewirken. Er ist dem blinden Zufall unterworfen. Er wird ins Nichts fallen. Die Mühe des Lebens lohnt nicht. Das Leben ist finstere Nacht. Dann durfte ich einige Jahre glücklich sein und wurde bitter bestraft dafür: du als Opfer meiner Lebensgestaltung. Ich habe immer versucht, richtig zu handeln, es immer wieder neu versucht, aber es ist, als ob ich unter einem Fluch stünde.

15. 9. 1989
Wie soll ich weiterleben mit dem Gedanken, dich für immer verloren zu haben? Ich werde immer mit der Wunde leben müssen, sie wird sich nie mehr schließen, ich werde langsam verbluten an ihr. Das war dann mein Leben. Es war voll des Suchens und Wollens, voll Liebe und Leid. Und es hat wenig Früchte getragen. Es wurde mir fast alles genommen. Ich bin entbehrlich geworden. Ich kann niemandem mehr nutzen.

Es ist mir nichts mehr wichtig. Keine Kindheitserinnerung holt mich mehr heraus. Alles ist abgeschnitten. Keine Interessen mehr, keine Auslandsreise vorstellbar. Was erklärt Kunst? Das Leben ist doch nichts als Leid. Ich habe keine Liebesfähigkeit mehr. Der Glaube an alles ist verloren. Nie mehr wird das Leben, wie es war.

Der Baum rettet sich über den Winter,
indem er seine Blätter abwirft.
Pierre Jean Jouve Pierre

Alles ist fremd.
Es war nicht mein Leben,
ich schaute nur zu.
Ich bin nun tot
oder neu erwacht
in einer Welt
nur der Leere.

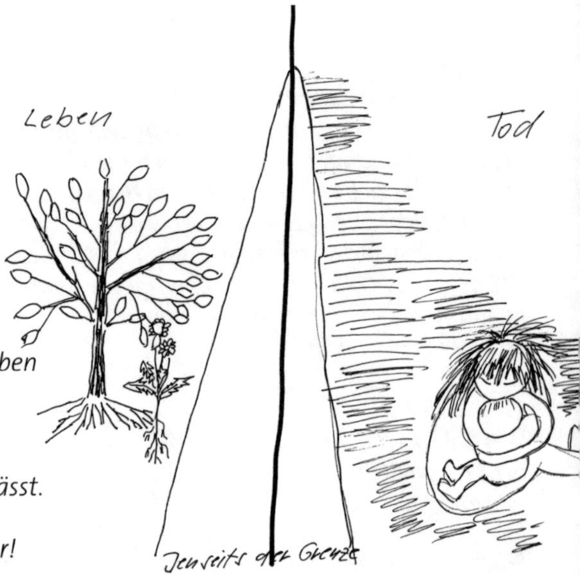

*

Die Zeit steht nicht still,
sie geht über dich
als Tag und als Nacht.

Auch mich drängt das Leben
und die Trauer in mir,
gedrückt mit Gewalt,
schafft sich Raum
wenn die Kraft mich verlässt.

Ich will nicht mehr weiter!

Ich muss.

*

Die Quellen des Trostes sind stumm,
erstarrt sind die Sinne
in Eis.

Doch Wärme umflutet behutsam
das tote Land,
drängend zum Leben.

Ich muss.

Ich,
gesättigt vom Leben,
satt vor der Zeit.
Es lockt mich nicht mehr
mit seinen Versprechen,
es drängt mich nicht mehr,
das Neue zu deuten.
Ich habe gebaut auf sandigem Grund.
Und ich wollte gestalten
ein Haus voller Wärme,
mit Menschen darin.
Nun kauere ich hier,
unter freiem Himmel
und friere.
Und schreie den Schmerz
hinaus in die Nacht.

*

Ich blicke zurück
auf ein blühendes Land,
in dem Menschen sich wandten mir zu,
mich brauchten,
mich suchten.

Ich stehe auf steinigem Grund,
Dornengestrüpp um mich her,
und alles
ist leer.

Ich taste mich weiter,
hinein in das Dunkel,
das sich dann schließt
hinter mir.

Dann bin ich gelöscht.

Aufzeichnung 1990: Ich will durch den Schmerz hindurch

Wenn ich an dich denke, mein Herwig, kommt der Schmerz über mich wie ein Flammenmeer, in dem ich mich schreiend winde. Dann wieder ist er ein riesiger Stein, der auf mir liegt und der mir den Atem nimmt, oder ich fühle mich von Messern durchbohrt. Eigentlich bin ich nur ein einziger Schrei und sehne mir alle Schmerzen herbei, und sie werden meinem Gefühl doch nicht gerecht. So gerne möchte ich mich mit dir auseinandersetzen, aber ich fühle eine Mauer. Vielleicht will ich nur nicht wahnsinnig werden. Ich will mich der Wahrheit aber nicht verweigern, ich will durch den Schmerz hindurch in der Hoffnung, für den Rest meines Lebens wenigstens ein Stück innerer Freiheit zu bekommen, dass ich mich dem Schönen wieder öffnen kann, dass ich wieder bereichert werde durch Sinneseindrücke, dass meine Interessen wieder wach werden, dass ich wieder fähig bin, Menschen frei zu begegnen.

Du bist der Punkt
an dem ich nun messe
das Geschehen des Lebens
den Lauf der Dinge
die Bewegung voran.

Alles ist anders
seit du nicht mehr bist.

Auch auf der Welt.

Aufzeichnung 1990: Mein Leben hat den Glanz verloren

Ich kann es jetzt aussprechen: mein Leben hat seinen Glanz für immer verloren. Der Glanz lag in der Zufriedenheit mit meinen Handlungen, im Produkt meiner Tätigkeit. „Ich habe Leben geboren!", stellte ich mit tiefster Befriedigung am Beginn vergangenen Jahres fest. Das war das schönste Geschenk, das mir das Leben gab. An dieses Geschenk wollte ich mein Wissen, meine Erfahrungen herantragen.

Ich hatte dich geboren. Du warst ein Wunschkind. Deine Hebamme stellte fest, ich sei in dich verliebt. Es gibt keine Wiederholung für dich. Mein Wissen geht ins Leere. Ich werde nie mehr die Freude erleben, dass vom Sohn Wissen auf mich übergeht. Dass er mich überragt. Dass er wunderbare Gaben der Menschenbeurteilung hat. Ich werde nie mehr die ruhigen Erklärungen von dir hören. Ich werde dich nie mehr mit Kindern spielen sehen.

Ich bin enttäuscht vom Leben. Es hat mir das Glück genommen. Es hat mir das wichtigste Ziel genommen: in einem Kinde zu leben.

„Nicht dich habe ich verloren, sondern die Welt." (I. Bachmann)

Was soll ich mit den vielen Büchern? Wozu die Welt, das Leben erklären? Ich habe das Leben in seiner Grausamkeit erkannt. Mehr gibt es nicht.

Und immer nach dem Schlaf: das schreckliche Erwachen. Die reale Welt, dein Verlust, ist augenblicklich da. Vorher war mir das Eingeschlossensein in die Schonwelt des Schlafes gegönnt, ein Nicht-Wissen um die Grausamkeit des Lebens, manchmal ein Zustand des nur noch dumpf gefühlten Wohlbehagens, ein Vergessen. Ich denke an das Bad im Fluss Lethe, das Vergessen macht. Manchmal bist du mir nach dem Erwachen so hautnah gegenwärtig, ein einziger schneidender Schmerz. Ich kann dann diese Wirklichkeit, wie sie mir immer wieder ins Bewusstsein rückt, nicht fassen.

Wenn ich meine Freundinnen von ihren Söhnen sprechen höre, kommt tiefer Schmerz über mich. Ich kann von meinem Sohn nur mehr in der Vergangenheit sprechen. Oft möchte ich die Tatsache ganz in die Tiefe drängen, immer und immer wieder bedecken mit weichem Moos, einen riesigen Berg bauen damit über dir, moosgrün und weich, in der Form der Almkuppen meiner Kindheit. Ich möchte mich in diesen Berg versenken, dich in diesem Berg mein ganzes weiteres Leben suchen, umgeben vom Duft des Mooses, wühlen im Pflanzwerk immer fort, bis ich selbst ermattet in mich zusammenkauere im Gefühl der Vereinigung mit dir. Und nicht mehr sein.

Sehnsucht

Meine Sehnsucht ein Fluss, auf dem ich treibe,
sein Ziel ist das Meer.
Es liegen ihm auf Blüten des Glücks.

Es gab eine Zeit,
da gingst du mit mir
auf fester Erde.
Ich führte hinein dich ins Leben.
Da hatten die Fragen das Ziel,
dir Antwort zu geben.

Nun haften die Fragen auf meinem Leben
oder sie gehen verloren
in der endlosen Weite der Zukunft.

Die Sehnsucht bleibt bis zuletzt.

Aufzeichnung 1990: Das „Es wird nie mehr" ist wie eine Sicherheit in mir

Ich richte mich ein in einer Welt, in der ich nicht mehr zu Hause bin. *Ich lebe in der Überzeugung, meine Aufgabe auf Erden erfüllt zu haben. Bis zu deinem Verschwinden war ich erfüllt von echter Neugier, vom Wunsch, die Zusammenhänge des Lebens zu erkennen auf allen Ebenen und mit allen Mitteln. Dieser Wunsch besteht nicht mehr. Ich versuche nur zu verstehen, um zu überleben, um mich vom Gefühl der Schuldigkeit zu befreien, um vielleicht noch etwas Sinn im Leben zu erkennen, um nicht ganz in der Sinnlosigkeit unseres Daseins unterzugehen. Der größte Teil meines Lebens liegt hinter mir, mir ist heute, als ob ich ihn vertan hätte. Vertan mit falschen Überzeugungen, mit falschen Hoffnungen, mit einer falschen Werthaltung. Wie war ich noch offen für das Leben vor einem Jahr! Ich schrieb ein Gedicht für dich, kleine Hannah ...*

Nein, es stimmt nicht, mein Herwig, dass ich dein Schicksal und meines angenommen oder mich damit ausgesöhnt habe. Die nochmalige Annahme meines Lebens, der versuchte Neubeginn – es sind Einstellungen, die ich über meine Zerbrochenheit lagere. Das „Es wird nie mehr", von dem mir Menschen abraten, es zu denken, ist wie eine Sicherheit in mir. Es mag eine Ordnung geben, ich leugne sie nicht, es mag jedes Geschehen, auch das tragische, seinen tieferen Sinn haben, den wir nicht zu erkennen vermögen. Aber es ist doch **mein** *Leben, das so zerstört ist, für mich erkennbar mein einziges Leben.*

Der Schmerz ist nicht mehr so überwältigend, so brennend, so erdrückend. Er ist einer Wehmut gewichen, die er freilich oft noch durchbricht. Ich spüre eine Resignation in Bezug auf jede Glückserwartung, manchmal eine Hoffnungslosigkeit. Mein Liebe liegt brach, sie kann nur deine Vergangenheit umfassen, mein Kind. Sie bricht manchmal hervor, überflutet mich. Es ist die auferstandene Liebe, die ich dir in den Kinder- und Jugendjahren gegeben habe. Sie ist rein und innig.

Ich versuche, meine Tage zu gestalten, suche mir immer wieder Aufgaben und Ziele. Es gibt vieles, was dem Leben Sinn gibt, und doch sind all diese Tätigkeiten nicht wirklich erfüllend für mich. Sie würden mich nicht in dieser Welt halten, es könnte sie auch ein anderer Mensch erfüllen. ***Der wirkliche Sinn meines Lebens waren meine Kinder.*** *Ihnen wollte ich Stütze und Vorbild sein. Besonders dir, mein Sohn, wollte ich mit vielen Handlungen beweisen, was auch ein schwacher, scheuer Mensch vermag: dass er Fehler zugeben und sie überwinden kann.*

Obwohl ich es manchmal anders sehe, kehrt der Gedanke doch immer wieder zu mir zurück: ***ich habe nun deine Interpretation der Sinnlosigkeit des Lebens übernommen,*** *mein Herwig. Ich trage dein Leben weiter, führe es zu Ende.*

Mir wird bewusst, wie viele Abschiede ich noch nehmen muss, von so vielen glücklichen Zeiten meines Lebens. Ich muss sie als Verlust beweinen. Sie haben auch ihr Versprechen nicht gehalten, sich in dir in Kraft zu verwandeln. Sie waren da und haben sich aufgelöst. Sie gehören zu meiner Vergangenheit.

Es fällt mir schwer anzunehmen, dass ich es war, die Glück erlebte, die zu einer bestimmten Zeit die Aufgaben eines Frauenlebens erfüllen durfte. Jene Zeit liegt so unendlich weit für mich zurück. ***Diese letzte Phase meines Lebens ist nur mehr ein Warten.***

Halte nicht ein bei der Schmerzgrenze
Halte nicht ein
Geh ein Wort weiter
einen Atemzug noch über dich hinaus …

M. L. Kaschnitz

LEBENSAUFBAU

Ich lebe wieder für mich
das andere Leben.
Die alte Welt liegt bedeckt.

Sie war Glück
war Bewegung
war Wärme
war Tiefe
war hell.

Sie ist tot.

Alles heute ist karg,
Gefühle auf kleinem Raum,
ich nehme sie achtlos.

Freude in winziger Spur.

Nur die Neigung zum Menschen,
sie bleibt.

Doch kein Glück mehr für mich,
nur ein Warten.

*

Nicht mehr grau sind die Rosen
und der rote Mohn zeigt seine Kraft.
Und doch ist zerstört
die Ganzheit des Bildes.

Ich packe das Schöne,
das Gute des Lebens
einmal hier,
einmal da.

Grauer Schlamm droht zu ersticken die Welt,
ein Nebel senkt oft sich herab.

Aufzeichnung 1991: „Du ließest mich die Hoffnung malen!" – Der Trost eines Kindes

Aus dem Besetztsein mit dir, mein Herwig, reißt mich immer wieder die kleine Hannah.[1] Auch für sie bist du gegenwärtig und doch nicht, ihre Erklärungen bestürzen durch ihre Leichtigkeit. So bettete sie gestern vier Puppen zum Schlaf und gab ihnen in der Bennenung unserer alten Familienstruktur die Namen Antje, Herwig, Hannah, Erika, leugnete also den Verlust ihres Onkels mit großer Selbstverständlichkeit. Ganz plötzlich kann aber auch Schmerz auftauchen, der alles überflutende Schmerz des Kindes. So kam Hannah mitten aus dem Spiel weinend zu ihrer Mutter, da ihr plötzlich der Gedanke gekommen war, du könntest ihren sechsten Geburtstag nicht miterleben. Vor zwei Jahren haben wir noch mit dir alle Strophen der „Vogelhochzeit" gesungen.

Ich vermute, dein Denken an Herwig wird hochgehalten, weil du dich in mich einfühlst, kleine Hannah. So werde ich deine kindlichen Versuche nie vergessen, mich in der ersten Zeit zu trösten. Ich konnte meine Gefühle kaum in Worte fassen, Worte waren unbedeutend, konnten dem Schmerz keinerlei Gestalt geben. So begann ich auf große Blätter zu malen, malte Herwig und mich, mich in tiefes Schwarz und Herwig als meine Sonne, die sich in unerreichbare Höhen entfernt. Oder ich malte Herwig als Embryo in mir, barg ihn in meinem Schoß, eine schwarze Gestalt, die das winzige helle Wesen zu schützen versucht. Du saßest bei mir, beobachtetest mich, versuchtest, meine Bilder nachzumalen, rebelliertest aber. „Male nicht so viel schwarz! Male auch mich, aber mit einem bunten Kleid!" Ich gehorchte dir, ließ mich von dir leiten. Ich malte dich, malte deine Mutter in lebendigen Farben, ließ mir am Bild von euch die Hand reichen, mir, der blinden, schwarzen Frau, die barfuß über kantige Steine wankt. ***Du ließest mich die Hoffnung malen****, mein Kind!*

Als ich am Geburtstag Herwigs weinend beim Frühstück saß, kamst du, kleine Hannah, und sangst mir ein selbst erfundenes Trostlied. An einem anderen Morgen erzähltest du mir von einem Traum von Herwig und hieltest mir in deiner Hilflosigkeit eine kleine Plüschmaus hin, die du sehr liebtest: „Hier ist er!" Und du schautest wortlos auf meine Tränen.

Meine kleine Enkelin, welch ein Geschenk bist du doch für mich! Wie du heute auf unserem Weg in den Kindergarten wie ein Schmetterling neben

1) Hannah ist die damals fünfjährige Enkelin.

mir flogst, leicht und bewegt, wie wir über Herwig sprachen die ganze Zeit. Du hattest Caesar, Herwigs abgenutzten Stoffhasen, im Arm, du hattest ihn für diesen Tag für dich entdeckt, er durfte dich begleiten. Er war der Auslöser unseres Gespräches, dieses Lieblingstier, das ich einmal selbst genäht, das er sich ausgewählt hatte für seine einsamen Klinikaufenthalte als Kind. Ich freute mich, dass auch du es annimmst. Wir sprachen über Herwigs schlimme Verbrühung, seine Narben, und wie er uns vielleicht zuhört. „Sonst wird Gott es ihm sagen", meintest du. Du schicktest ihm Küsschen mit der Hand nach oben, öffnetest im Kindergarten nochmals die Türe, dass deine Liebesbeweise hinausfliegen können, meintest, du spürtest auch den Kuss deines Lieblingsonkels feucht auf der Wange. Ich erzählte dir, dass er dich aufgefangen hatte, als du dich vertrauensvoll vom hohen Schrank herabfallen ließest in seine Arme, noch ein ganz kleines Mädchen. In jener Zeit hatte er dich auch öfter auf seine Arme genommen und mit dir nach den Klängen klassischer Musik getanzt.

Wie gut tat mir das Gespräch an diesem sonnigen Herbstmorgen, das du so ohne Absicht führtest! Wie nahe waren wir einander und doch zwei weit entfernte Generationen, du erst am Beginn des Lebens, ich an der Schwelle des Alters. Hab Dank, meine kleine, lebendige Trösterin! Du bist noch unwissend, was „Leben" heißt, du hast nie überlegt, **wie** *man tröstet, und doch kannst du es. Wer spricht aus dir, mein Kind?*

Auch für dich, mein Herwig, war Hannah ein Lichtblick deines Lebens. Sie konnte auch in dir kindliches Fühlen wachrufen, das du dann mit ihr teiltest, indem du mit ihr maltest und sangst. Sie spürte in dir die Nähe zu ihr, deswegen nahm sie dich so sehr an. Wie staunte sie über deine Kunststücke auf den Klettergeräten eines Kinderspielplatzes!

Einmal sagte Hannah zu mir, du seist ihr „Großonkel" gewesen. Ich wunderte mich über diese Aussage, klärte sie auf. Sie aber meinte, sie hätte durchaus recht, denn du warst „so groß". Sie wies auf deine Körpergröße, meinte sie aber auch die Größe deiner Einfühlung in sie, die große Bedeutung, die du für sie hattest?

Beim letzten Spaziergang, den du mit mir allein machtest, mein Sohn, stand Hannah mit ihrer Mutter tief unter uns am Fuß eines Hügels und rief nach dir, ein kleiner Punkt. Ich wäre gerne mit dir noch ein Stückchen weitergegangen, du aber folgtest ihrer so dringlichen Aufforderung.

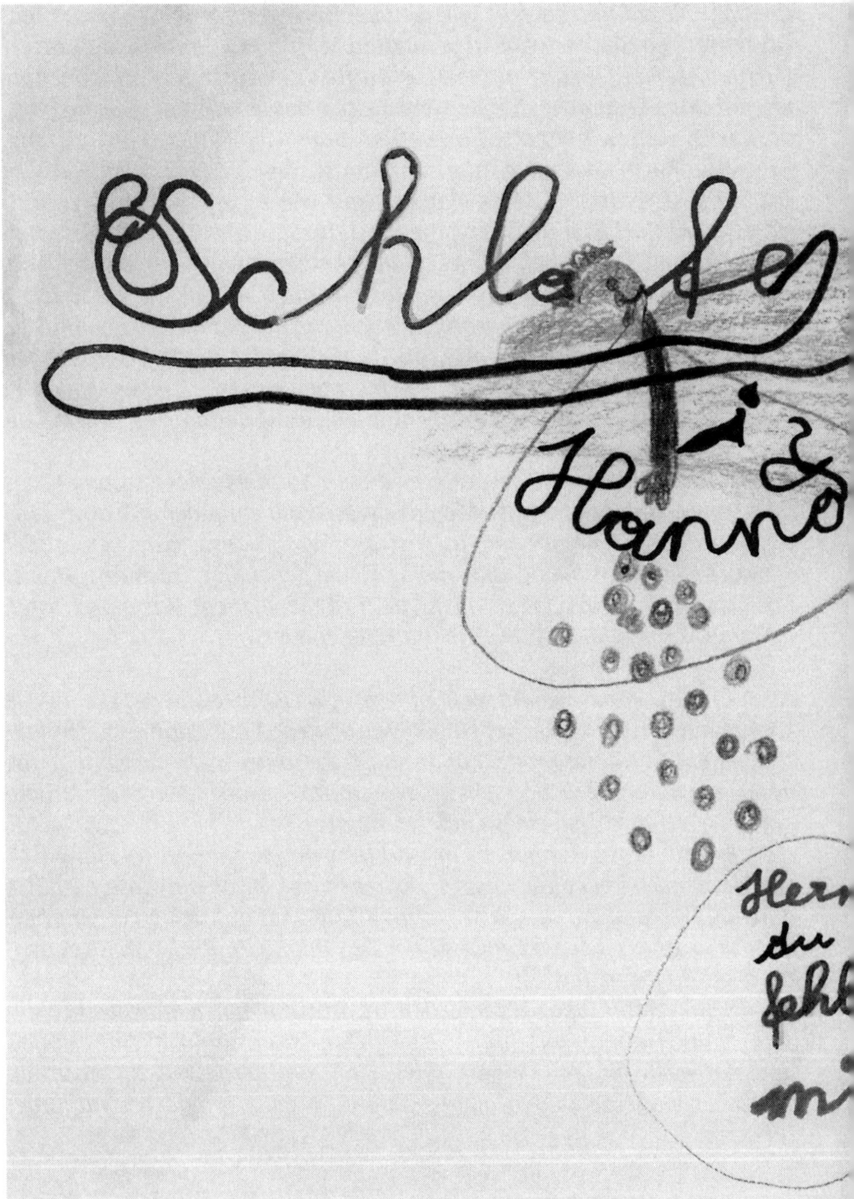
Schlaf
Hanno

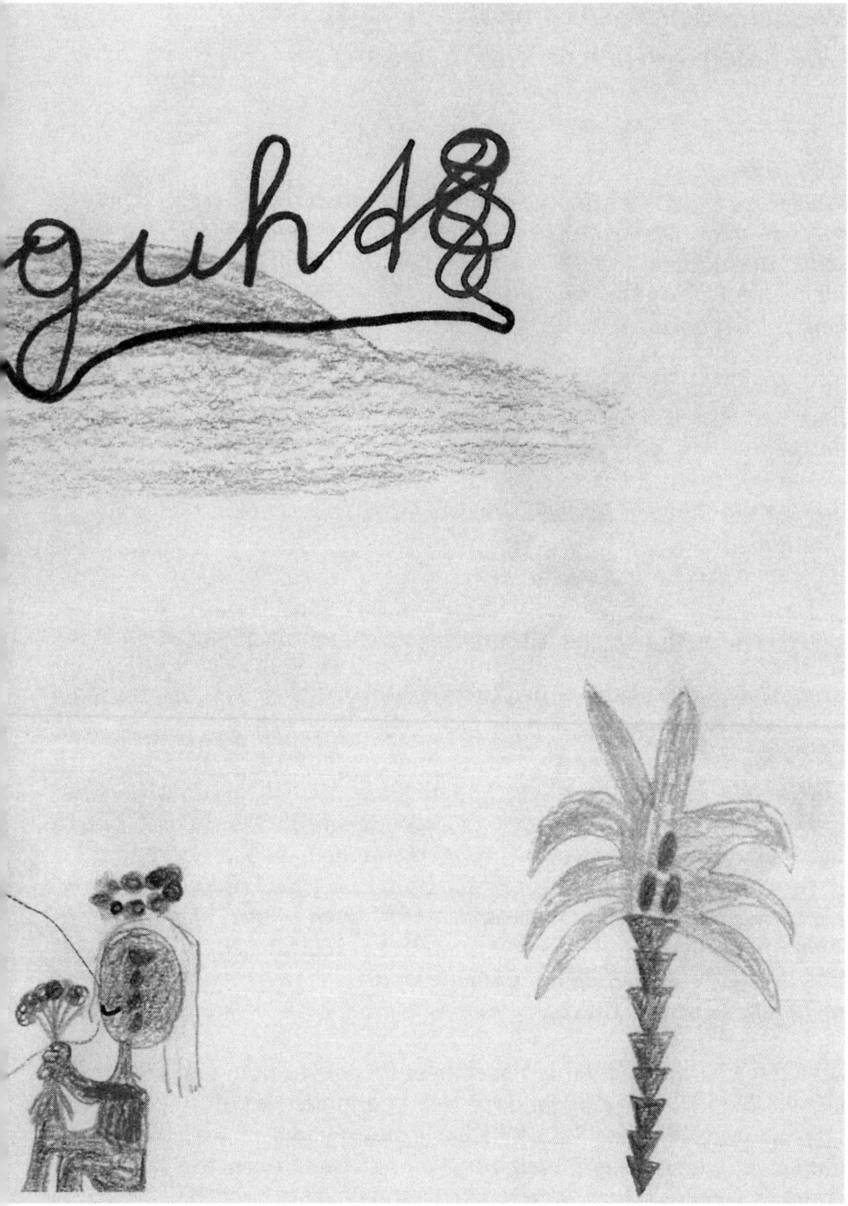

Herwig im Himmel (Wolkenbett). Er streut Blumen auf Hannah, hat ihr einen Blumenkranz gemacht. Sie hat auch Blumen für ihn in der Hand, aber „... ich kann sie ihm ja nicht geben!" (Zeichnung der 9-jährigen Hannah)

Wiedergewonnene Heimat – Überlebensversuch an einem neuen Ort

Köln 1989
Wer bin ich eigentlich? Habe ich mich bisher bewährt? Ich weiß es nicht. Ich möchte sagen: ich bin gescheitert. Gescheitert in den Aufgaben, die mein Leben ausmachen. Es hilft mir nicht, dass mir Menschen Lob geben für mein Standhalten, für mein Weiterkämpfen, für vergangene Hilfestellungen, für Gedanken, die bei ihnen Früchte trugen. All das zählt nicht für mich.

Wenn ich mich unter den Menschen bewege, fühle ich Scham für mein Schicksal. Ich muss mehr tragen als sie. Ich konnte es nicht verhindern. Ich gehöre nicht mehr zu ihnen oder zu wenigen. Ich bewirke Ratlosigkeit und Angst. Ich bin ein lebendes Symbol für Leid. Ich bin eine Gestalt aus der griechischen Tragödie. Ich bin geschlagen. Ich habe ein schweres Schicksal.

Ich will niemanden bedrohen.

Ich will hier weg! Der Hauptteil meines Lebens war hier. Hier ist mein Bewusstsein gewachsen, mein Vertrauen zu mir als Frau. Hier habe ich mir Aufgaben gestellt, die ich durchgehalten habe. Ich habe erfahren, ich habe gelernt – um zu vermitteln, um zu bereichern, um zu helfen, das Leben zu verstehen. Ich habe diese Aufgaben erfüllt, abgeschlossen. Hier durfte ich Mutter sein, ich trug Verantwortung für junge Menschen. Ich gab Kindern Freiheit, Zärtlichkeit, Halt, soweit ich es vermochte. Ihr Wohl war mir wichtiger als meines. Hier habe ich Fehler begangen, die ich erst später erkannte. Hier hat sich mein Leben zugespitzt über die Erfahrung des Konfliktes zwischen Erwachsenen, den ich nicht lösen konnte, über die Erfahrung von Tod und Verlust, über die Annahme der Einsamkeit bis zu dem Verlust, der das Lebensgefühl auf Dauer verändert, aus dem es kein Erwachen mehr gibt zu neuem Glück.

Als ich mich in jungen Jahren nach beendetem Studium und mit einem kleinen Mädchen an der Hand meinem Mann dem beruflich bedingten Umzug nach Köln anschloss, tat ich das ohne Bedenken. Ich ließ eine mir damals eng erschienene Welt zurück, und meine nächste Zukunft bestand im Gebären eines weiteren Kindes. Viele Jahre danach hatte ich eigene Bedürfnisse nicht beachtet, ich ordnete sie mit großer Selbstverständlichkeit Mann und Kindern unter, der noch üblichen Rolle gemäß. Das Land bewusst zu erfassen, in dem ich nun lebte, gelang mir erst nach einer Krise und als ich eine eigene Tätigkeit in der Erwachsenenbildung aufgebaut hatte. Besonders aber nach dem Tod meines Mannes, als mir die Kultur der Stadt viel über die neu eingebrochene Einsamkeit hinweghalf und ich mit meinem Rad das grüne Umfeld erkundete, festigte sich meine Bindung. Und dennoch drängte damals eine Sehnsucht nach meiner Heimat – die Berge hatten mir immer gefehlt –, auf die ich aber mit großer Unsicherheit reagierte. Was werde ich nach so langer Zeit wiederfinden? Werde ich einen Neubeginn bestehen? Schon einmal war bei mir eine Depression durch einen Umzug ausgelöst worden. So waren mir meine Kinder zum Studium in Graz vorausgegangen und mich hielt die Angst in Köln fest, das mir Eroberte, Vertraute, meinen Freundeskreis aufzugeben. Auch fühlte ich mich den praktischen Belangen, dem gleichzeitigen Verkauf und Kauf einer Wohnung, einer Transaktion über die Grenze, nicht gewachsen, ich hatte keinerlei Erfahrung darin. Der Umgang mit größeren Geldsummen war seit jeher bedrohlich für mich. Schließlich wurzelte ich mich neu in meinem langjährigen Wohnsitz ein in der Überzeugung, auf diese Weise meinen Kindern wirklich Freiheit zu geben. Auch dachte ich daran, mit dieser Entscheidung ihnen ihre „Heimat" zu halten, aber diese war zu jener Zeit für sie vermutlich schon sinnentleert. Für Herwig sah ich im neuen Land eine Chance, mit alten Verletzungen nicht mehr konfrontiert zu werden. Eine ganze Reihe von gut durchdachten Argumenten, die mir heute die Möglichkeit beweisen, fast alles positiv umzudeuten! Im Innersten aber hielt ich mich offen für den Ruf der Kinder: „Komm, wir brauchen dich!", er war aber nicht gefallen.

Erst nach dem Verschwinden meines Sohnes, als es nur mehr um mein Überleben ging, gab es für mich keine Alternative mehr, ich musste nach Graz zurück, das ich vor 24 Jahren verlassen hatte! Ein halbes Jahr danach hatte ich dort eine neu gekaufte Wohnung bezogen und meine Welt in Köln total aufgelöst. Bis heute, zehn Jahre später, reagiere ich mit großer innerer Abwehr, besuchsweise nochmals dorthin zu gehen, wo ich ein eigenständiger Mensch geworden war, wo so viele schmerzliche Veränderungen bewältigt worden und wo meine Kinder herangewachsen waren. Auch heute noch blicke ich aber auf Köln zurück als auf eine „Stadt im Licht".

Heute frage ich mich: Was hat mich zum Abbruch vom Vertrauten und Bewährten befähigt, der in einer Lebensphase stattgefunden hatte, in der ich von Schmerz und Orientierungslosigkeit geschüttelt wurde? Es war wohl mein „Totsein" in allen anderen Bereichen, die nicht mit Herwig zusammenhingen. **Ich hatte mich innerlich von Menschen und Dingen entfernt.** Nur so gelang es mir, aus einer großen Wohnung, die mein Familienleben in unzähligen kleinen und großen Objekten speicherte, nur das Nötigste mitzunehmen und alles andere aufzuteilen. Mein Leben war zerbrochen, für immer, wie ich es damals empfand. Seltsamerweise schaffte ich alle kaufmännischen Bedingungen ohne wesentlichen Verluste, es war mir in der Not eine Klarheit zugeflossen. Wohl gab es Zeiten, in denen ich verzweifelt am nackten Boden lag und die Minuten festhielt, in denen ich mich noch in der Gewalt hatte. Ein Trost waren Briefe meiner schon vor Jahren betagt verstorbenen Mutter, die ich in einer Mappe verwahrt hatte und die vorwiegend Schilderungen ihres Alltags enthielten, ich aber erspürte in ihnen ihre bedingungslose Zuneigung.

Meine Not zwang mich zu einem Rückgriff auf eine Hilfe aus meiner so weit zurückliegenden Kinderwelt, in der ich mich geborgen gewusst hatte.

Der Umzug war aber auch ein **Handeln**, dieses setzte ich seit jeher großen Belastungen entgegen, um sie zu bewältigen. Es ist ein Prinzip in mir, das eigenständig an Raum gewinnt und das mir den Mut zu neuen Wegen verleiht. „Ich muss hinweg, um nicht verrückt zu werden!" – dieser innere Aufschrei brach immer wieder durch.

Innerlich „tot" war ich aber auch lange Zeit in Graz. Bewusst hatte ich meine neue Wohnung, die ich nun zum ersten Mal in meinem Leben ganz allein ausgewählt, in einem nicht vertrauten Stadtteil gewählt, denn ich wollte von Erinnerungen jeder Art frei sein. *„Immer wieder das Bedürfnis, laut zu schreien! So will ich nicht leben! Ich will mich gar nicht neu einrichten, ich brauche nichts mehr! Ich will nur meine alte Welt!"* Es war die Zeit, in der ich völlig fremd durch die Straßen ging wie unter einem Glassturz, eingesponnen in die Gedanken nur an Herwig, überwältigt von den Gefühlen des Versagthabens. Auch Einsamkeit fühlte ich nicht.

Graz 1991
Immer begleitet mich das Gefühl, in einer irrealen Welt zu leben, in einer „anderen", die mich nur streift, in der ich mich selbst überlebt habe. Dass ich jetzt wieder in meiner „Heimat" bin, mich so selbstverständlich in dieser Stadt bewege, lerne, handle – es ist, als ob es nur meine Hülle ist, die agiert. Das Land, die Stadt, wo ich 24 Jahre gelebt habe, liegt wie beleuchtet weit hinter mir, viel weiter als in Wirklichkeit. Die Zeit, die ich dort verbrachte, ist geschrumpft. Es könnte mein Aufenthalt dort auch ein Traum gewesen sein. Die Sehnsucht dahin wird abgedrängt.

Auch das wiederkehrende Gefühl, dass zwei Drittel von mir tot sind. Zwei Drittel meines Körpers? Meines Geistes? Meines Gefühls? Meiner Hoffnung? Meines Glaubens? ... Es ist der Rest meines Lebens, der noch bebt, der noch frägt mit kleiner Stimme, der nach Nahrung sucht für kurze

Zeit. Ich werde einmal sagen können: mein Sterben hat Jahre eingenommen. Es ist nichts mehr Bedrohliches im letzten Akt, meinem völligen Erlöschen.

„Heimat" im engeren Sinne habe ich keine mehr. Eine innere Heimat zu haben steht mir nicht mehr zu. Auch die Kontinuität zu Kindheit und Jugend, zu meinen jungen Erwachsenenjahren, ist durchbrochen. Ich WAR dieses Kind, ich WAR dieser junge Mensch, ängstlich das Leben erwartend, es hinnehmend in der arglosen Hoffnung einer vorhersehbaren Ordnung. Ich bin GEWORDEN bis zu jenem zerstörenden Schnitt, dem Verlust meines Kindes.

Die Sprache der Natur war behutsam genug, um mich zu erreichen. Es war Sommer, als ich ankam, und in meiner begrenzten Wahrnehmung glichen sich die Tage, ganz gleich ob sie freundlich waren oder trüb. Zeit sollte vergehen und mein elendes Leben beenden. Die riesigen Bäume im Stadtpark zogen mich aber an, alte, vernarbte Freunde, die ein Stück meiner Jugend in ihrem Schatten bargen. Sie waren noch an denselben Plätzen und hatten mich erwartet. Ich saß unter ihnen und sie schützten mich, ich konnte mich an ihren Stamm lehnen, ich konnte meine Arme um sie legen und mich der Melodie ihrer Blätter hingeben, ein Wiegenlied für eine wunde Seele. Auch der Fluss, der Graz durchzieht, beruhigte mich in seiner immerwährenden sanften Bewegung. An Schnellen noch immer ein Gebirgsfluss, erinnerte mich das nun wahrnehmbare Tosen des Wassers an die kräftigen Bäche meiner Kindheitslandschaft, und es ließ mich einen feinen Willkommensruf heraushören. Lange Strecken ging ich an den natürlich grün überwucherten Ufern entlang und staunte über den faszinierenden Irrgarten, der die steile Böschung heraufwuchs. Einmal begegnete ich dort einer prächtigen Ringelnatter. So etwas gab es hier noch! Zu den Menschen fand ich erst viel später.

Lange warb auch die vertraute Sprache um mich mit ihren nur hier gebräuchlichen Wendungen, und Lieder, die ich zur Zeit meines Aufbruches in jungen Jahren nur als kleinbürgerlich-sentimental belächelt hatte, riefen meine Tränen hervor.

Meine Rückkehr in meine Heimat war der richtige Weg, so sehe ich es heute. Das Überschaubare einer relativ kleinen Stadt erleichterte meinen Alltag. Allmählich öffneten sich meine Sinne und nahmen die Architektur der Bauten auf, die Erinnerungen drängten mit längst überwachsenen Empfindungen, so dass ich wieder hineinwuchs in meine frühe Lebenszeit, in die Schul- und Studentenjahre. Ich bekam viele Möglichkeiten zu neuen Naturerlebnissen in ganz Österreich, die mich fest und sicher verankerten. Ich verfolgte die Pfade meiner toten Eltern und holte mir meine Identität stückweise zurück. Mir wurde bewusst, dass ich viel Neues mitgebracht und und längst überdecktes Altes wieder gefunden habe.

Meine Kölner Freunde vermisse ich noch heute, es ist schwierig, an der Schwelle des Alters mit Menschen noch eine Geschichte aufzubauen, wir alle sind vom verschieden verlaufenen Leben, von unzähligen Einflüssen geprägt. Dennoch konnte ich mir einen Kreis von Menschen schaffen, der für mich ein Netz bedeutet. Ich weiß, dass es in der Zukunft immer kleiner werden wird.

Es ist ein großes Geschenk, dass meine Tochter nach dem Studium in Graz geblieben ist und hier eine Familie gegründet hat. Damit hatte ich aber zur Zeit des Umzuges nicht rechnen können.

Äußere Heimat ist für mich heute eine Stätte, an der sich eine möglichst lange Spanne Leben geformt, an der es Trost und Auferstehung erfahren hat, an der die Spuren einer langen Geschichte Kontinuität ermöglichen. Die innere Heimat aber ist an keine Örtlichkeit gebunden.

Große Wehmut trage ich aber dennoch mit mir: hätte ich den Mut zum Umzug früher gehabt, hätte mir mein Sohn seine Lage nicht verbergen können. Erst nachträglich, erst als ich mich hier eingelebt hatte, wurde mir bewusst, wie einsam er hier war und wie wenig seine Studiensituation der meinen geglichen hat, die ich als beinahe beschaulich in Erinnerung hatte und in der ich noch im Elternhaus wohnte. In der großen Entfernung konnte ich seine Welt mit mich beruhigender Phantasie anreichern, kurze Besuche brachten mir zu wenig Einblick. Ich baute in Köln an der Ausgestaltung meiner eigenen Welt und mein Kind verhungerte am Leben. Warum hatte es nur geschwiegen? Wie hatte sich meine arglose Sichtweise nur so festigen können?

Aufzeichnung 1990: Ich brauche noch die Abwehr der Ordnung!

Ich sehe wieder – Blüten, Farben, Bäume, Gesichter, Kinder. Es wird hell, es wird dunkel, das Licht lässt die Farben leuchten. Ich sehe Häuser in verschiedenen Formen, sie bilden die Stadt, in der ich nun lebe. Ich sehe Schaufenster in ihrer Vielfalt.

Ich lese wieder und nehme auf.

Es fällt mir noch schwer zu hören. Immer wieder kommen Wellen von Musik an mich heran, einfache Musik der Straße. Oder ich höre leise Musik, die aus einer Wohnung des Hauses kommt. Ich höre die Töne mit Sehnsucht, sie erreichen mich. Und doch reagiere ich auch mit ängstlicher Abwehr darauf. Musik ist für mich Ordnung, Harmonie – jedenfalls die Musik, die ich suche. Diese Ordnung kann für mich noch nicht sein. Ich nehme sie nicht an. Ich will sie nicht wahrhaben. Musik geht vielleicht tiefer als Farben und Formen, es ist eine andere Ebene als Sprache. Musik erweckt auch Schuld in mir. Du hast sie mir näher gebracht, mein Herwig! Du liebtest dieselbe Art von Musik ...

Musik würde die letzten Verkrustungen in mir aufbrechen. Ich brauche aber diese Krusten noch. Ich brauche noch die Abwehr der Ordnung. Das Leben soll sich mir nicht so geben, als ob es alles zum Besten gestalte!

Meine Neugier ist erst im Stadium des Beginns, sie tastet sich voran. Sie streckt immer wieder kleine Fühler aus. Sie wird nicht enttäuscht, sie kann es von Neuem probieren. Die Suche geschieht von selbst. Sie lässt sich nicht zurückdrängen. Sie will mir wieder ein erfülltes Leben ermöglichen. Sie ist ganz fest mit mir verbunden. Sie gehört zu meinem Leben. Ich bin dazu verurteilt, das Leben immer wieder zu wenden, so dass es sich für mich als lebbar erweist.

Die Gefährten im Leid

„Ich freue mich darauf, dass Sie kommen“, hatte mir Helga nach Köln geschrieben, und für mich war es ein lebenswichtiger Ruf.

Da Herwig von Graz aus verschwunden war, suchte ich schon in der ganz frühen Zeit hier Kontakte. Menschen, schrie es in mir, wo sind Menschen, die den Verlust eines Kindes überlebt haben! Ich war ja fremd in der Stadt und dennoch suchte ich. Auf Umwegen stieß ich auf meine späteren Freunde. Auch sie trauerten um einen Sohn, der sich fast ein

Jahr davor völlig unerwartet das Leben genommen hatte. Menschenorientiert hatten auch sie in ihrer Not Gleichgesinnte gesucht und kurz davor eine Selbsthilfegruppe aufgebaut. Vorerst luden sie mich persönlich in ihre Wohnung ein. Die Erfahrung meiner Aufnahme war so prägend, dass ich heute noch jedes Detail dieser Begegnung erinnere.

Ich war nackt und ihr habt mich bekleidet – woher kenne ich diesen Dank? Aus der Bibel? Aus einem Märchen? Völlig nackt war ich wirklich nach meinem Umzug nach Graz. Ich hatte mein Kind, meine langjährigen Gesprächspartner, meine Arbeit und meine vertraute Umgebung verloren. Helga packte tatkräftig in meiner neu bezogenen Wohnung an, die sie mit einem riesigen Fuchsienstock in der Hand betreten hatte. Fuchsien waren Blumen meiner Jugend, ich erinnerte mich nicht, in Köln je welche bewusst gesehen zu haben. Die Heimat hatte begonnen, mich zurückzuholen! Sie und ihr Mann Paul nahmen mich an Herwigs Geburtstag mit in ihr Ferienhaus, einen aufgelassenen Bauernhof hoch über dem Tal. Ich hatte Briefe an ihn dabei und sie hörten mir aufmerksam zu. Wir standen auch am Gedenkkreuz für ihren Sohn Volker und ich nahm Anleihe an seinem Abschied. Helga kochte, und ich aß mit ihnen. Ich war ein Waisenkind, das von Eltern aufgenommen wurde an diesem Sommertag.

Jahrelang telefonierten Helga und ich fast täglich miteinander oder wir trafen uns. Ich saß längst mit ihnen in der Runde der anderen trauernden Eltern und brachte meine Gedanken ein. Wir weiteten unsere Begleitung der Eltern auf gemeinsame Wochenenden aus oder besuchten diejenigen, für die die Entfernung zur Stadt zu unüberwindlich war und schufen so ein Netzwerk von gemeinsamen Freunden. Wir besuchten gemeinsam Seminare, und Helga war die erste Ansprechpartnerin für meine unzähligen Gedanken über Leid und Leben. Da ich keine öffentliche Tätigkeit mehr aufgenommen hatte, konnte ich mein brachliegendes Wissen nutzvoll umsetzen und meinem Leid Sinn geben.

Helga und Paul haben ihre Kraft behalten, weiteres Leid aufzunehmen. Sie haben ihre Tätigkeit ausgedehnt auf die Verhinderung von Suizid. Meine eigenen engagierten Versuche darin scheiterten. Meine vermutlichen Versäumnisse fanden darin überreiche Nahrung. „Halt!“, rief es in mir. Ich entschied für mich, ein anderes Interessengebiet auszuweiten und meldete mich in einer Schreibwerkstatt an. So hat sich auch Helgas und meine enge Vernetzung gelöst, ohne nur einen Funken von Vertrautheit zu zerstören. Wir waren uns fremd gewesen, kamen aus ganz verschiedenen Welten, teilten ein ganz schweres Stück Leben und entließen einander wieder in einen neuen Abschnitt.

Aufzeichnung 1991: Die Interessen sind so sehr eingeengt!

Was mich noch quält, ist die Einengung meiner Interessen. Ich sende sie hoffend aus, aber die Gedanken scheinen am Weg zu ersticken, sie münden in Sackgassen. So scheint es mir fast unmöglich, mir neues Wissen in Literatur anzueignen. Psychologische Fachliteratur jenseits der Trauer meide ich bewusst. Ich will davon nichts mehr wissen. Als ich vor Tagen auf Probe einige mir vertraute Platten mit klassischer Musik auflegte, empfand ich heftige Abwehr. Es schien, als ob dieser Bereich der Musik für immer zu Ende sei. Allein die Existenz des Plattenspielers belastet mich. Wo immer ich die Vergangenheit berühre, ist es schmerzlich. So gerne sammelte ich die schönen Märchenbücher. Als ich vor Tagen in einer Buchhandlung auf solche Bücher stieß, wusste ich: die Leuchtkraft dieses Interesses ist nicht mehr da. Ich will auch auf diese Art das Leben nicht mehr deuten. Vorbei, vorbei. Es war.

Meine Schöpfung – Meine Wahrnehmung stand im Dienste der Selbstheilung

Immer wieder muss ich betonen, dass mein starker Leidensdruck Triebkraft war zu einer ganz neuen Form von Wahrnehmung. Durchschnittliche Erlebnisse traten in den Dienst meiner Wiederherstellung, sie waren Mosaiksteine, die zu einer neuen Ordnung führten. Oft wurde die Bedeutung von Erfahrungen erst später deutlich, wichtig aber war, dass ich diese suchte. Für meine Mitmenschen waren meine Reaktionen kaum nachvollziehbar, sie begegneten mir oft mit Unverständnis. Dieses Ringen um das Leben war vielen nicht vertraut.

In der frühen Zeit nach dem Verlust von Herwig fühlte ich mich völlig unfähig zur Teilnahme an einer irgendwie thematisch orientierten Gruppe. Ich hatte zu dieser Zeit eine sehr liebe Einladung zu einem Kurs über Psalmen ausgeschlagen, der mir Hilfe bringen sollte. Mich für längere Zeit zu konzentrieren oder mich auf fremde Menschen einzustellen schien mir unmöglich. Schon in Österreich lebend, aber noch ohne Gefühl einer Zugehörigkeit, habe ich mich aber für die Dauer einer Woche im Sommer zu einem Malkurs angemeldet zum Thema „Die Schöpfung" mit dem biblischen Schöpfungsmythos im Hintergrund. Er fand in den Schulräumen eines kleinen Dorfes statt. Ich hatte nie eine Begabung zum Malen gefühlt, spürte aber im Angebot eine Herausforderung, vor allem aber im Thema: „Gott ordnete das Chaos, er wandelte die Finsternis zum Licht, er machte die Erde fruchtbar." Würde ich, losgelöst vom Alltag, zu einem bewussteren Naturerlebnis befähigt werden? Mein Unbewusstes wies mir aber einen ganz eigenen Weg und brachte ein nicht vorhersehbares Ergebnis. Es hatte sicher schon die Wahl des Kurses mitbestimmt und lenkte mich von Anfang an. Anders als bei den anderen Teilnehmern brach bei mir all die Tage immer wieder das Thema Trauer und Verlust durch und bahnte sich seinen Weg durch die verschiedenen Themenstellungen. Mit meinen Malkünsten war ich unzufrieden, kindlich naiv war meine Darstellungsform und doch armselig, denn das lebendig Schöpferische aus den frühen Lebensjahren schien zu jener Zeit tief begraben.

Die prägendsten Erfahrungen dieser Woche will ich anführen:

„Und Gott sprach: Es sammle sich das Wasser unter dem Himmel an besonderen Orten, dass man das Trockene sehe."

Zum Thema dieses Tages – um uns die Kraft des Wassers bewusst zu machen, bevor wir es malerisch deuteten – wanderte unsere Arbeitsgruppe zu einem nahe gelegenen Wasserfall mitten im Wald. Schon während des Weges drängte sich mir die Frage nach der Sinnhaftigkeit meines schweren Schicksals auf, nach der Sinnhaftigkeit menschlichen Bemühens überhaupt, eine Frage, die damals großes Gewicht für mich hatte. Als wir dann vor dem tosenden Wasser standen, schrie mein Inneres: „Gib mir Antwort, Gott, wenn Wasser deine Sprache ist!" Ich hörte als Antwort nur das immerwährende Rauschen, es schien mir wie ein Hohn, der meiner Frage galt, ein Ausdruck totaler Gleichgültigkeit. „Was soll ich tun, um wieder leben zu können!", auch diese Frage schleuderte ich in einen leeren Raum.

Ich fühlte mich an diesem Vormittag unter den anderen Teilnehmern entsetzlich einsam. Ich sah ihre Lockerheit und Naturbegeisterung und ich war eingekerkert in mich selbst. Schließlich verließ ich die Gruppe und ging tiefer in den Wald hinein. Ich setzte mich an das Ufer eines kleinen Bächleins, einem bescheidenen Ausläufer des imposanten Elementes, seine sanften Geräusche taten mir gut. Ich ließ Wasser über meine Hände laufen und spürte feinen Sand unter ihnen. Von oben und unten genoß ich die zärtliche Berührung. Dann aber griff ich in den Sand, hob in hoch, ließ ihn fallen. Plötzlich wurde ich doch wieder Kind, eine große Lust überkam mich, im Sand zu wühlen, ihn anzuhäufen. Meine Verzweiflung wurde umgeleitet in wachsende Freude und Erleichterung und auf einmal formierte sich ein Wort in mir: „Handle!" Es wurde mir zur Antwort auf die Orientierungslosigkeit der vergangenen Stunde. Ich wusste in dem Augenblick, dass ich mich weiter dem Leben stellen muss, dass es neue Erfahrungen geben wird, die mich an Antworten heranführen.

„Es lasse die Erde aufgehen Gras und Kraut, das Samen bringe und fruchtbare Bäume auf Erden, die ein jeder nach seiner Art Früchte tragen, in denen ihr Same ist, ein jeder nach seiner Art."

Alle Teilnehmer griffen zu leuchtenden, kräftigen Farben, um zu gestalten, ich aber wählte einfache Farbstifte, die einen dünnen, fast farblosen Strich ergaben, und malte eine Blume, die aus der Erde gerissen war. Welk hingen Blüten und Blätter nach unten und die Wurzeln schienen nach Halt zu suchen. Hatte ich mich selbst dargestellt? War es das Bild meines leidenden Sohnes? Welche Früchte durfte ich ernten? Bald verließ ich an diesem Nachmittag den Raum und die Menschen und lief im Freien einem erhöhten Platz zu, der von einigen Birken bewachsen war und eine besondere Energie ausstrahlen sollte. Er soll einst eine Kultstätte gewesen sein, und in dieser Stunde hatte er mich gleichsam gerufen. Ich legte mich unter den Bäumen ins Gras. Lange lag ich dort, sanft schwangen die Äste der großen Bäume über mir, das Licht flimmerte durch sie, und nur ihre Bewegung war in der Stille hörbar. Allmählich wurde ich im Innern ganz ruhig, und wundersam gestärkt konnte ich am Abend wieder an der Gruppenthematik teilnehmen. Auch ich griff wie die anderen zu leuchtenden Farben, malte die Konturen einer Blume, die sich mit Blättern und Blüten nach oben öffnet, bereit zu empfangen. Und ich empfing.

„So wurde vollendet Himmel und Erde mit ihrem ganzen Heer. Und so vollendete Gott am siebenten Tag seine Werke, die er machte, und ruhte am siebenten Tag von allen seinen Werken, die er gemacht hatte."

Das Ergebnis eines wirklichen Befreiungsprozesses zeigte sich erst beim Thema des siebenten Tages der Schöpfungsgeschichte. War ich während der Woche oft ratlos gewesen, wie ich ein Thema zu Papier bringen sollte, war mir diesmal ganz deutlich vor Augen, was ich darstellen wollte. Nicht wie die anderen wollte ich die Fülle des Kosmos festhalten, gleichsam als Triumph der Schöpfung, sondern nur ein winziges Zeichen in Form eines kristallinen Gebildes mitten auf ein leeres Blatt zu setzen. Ich brauchte dazu weder Farbe noch Pinsel, ich griff nur nach einem dicken schwarzen Stift. Später ergänzte ich noch mit den Konturen einer kleinen Pflanze, die sich aus dem Boden drängt, ganz am äußeren Rande des Bildes. Sofort liebte ich meine Darstellung und eine große Erleichterung kam über mich. Ich hatte nicht etwas aufgebaut, sondern eher etwas abgeladen an den vergangenen Tagen. Ich hatte etwas geordnet und abgeschlossen. Der Kern meines Lebens war wieder sichtbar in Form eines Kristalles. Ich konnte neu um ihn bauen. Das Pflänzchen am Rande verstärkte wohl die Empfindung, dass etwas im Wachsen war, ganz am Beginn.

Es bedurfte noch vieler ähnlicher Erfahrungen in jenen schweren Jahren, nicht nur **eine** Auferstehung genügte, eine große Zahl musste es sein, um mich wieder frei für das durchschnittliche Leben zu machen. Vor einiger Zeit begegnete ich einer Teilnehmerin aus jener Malgruppe. Sie hatte mir damals zum Abschied kühl und sachlich die Rückmeldung gegeben: „Alles nehme ich dir nicht ab, was du sagst!" Verletzt und unfähig zur Antwort hatte ich geschwiegen und spürte seither einen Schatten zwischen uns. Nun aber reichte sie mir wieder die Hand mit den Worten: „Du hast dich verändert, du bist gleichsam jünger geworden!" „Es ist schön, dass du mir das sagst", antwortete ich, „ja, ich kann wieder leben. Ich bin wieder eine von euch!" Darauf setzten wir uns zu einem langen Gespräch von Frau zu Frau zusammen.

Fäuste tobten in mir (Juli 1991)

*Fäuste tobten in mir
schlugen an Wände aus Stahl.
Zerborstene Haut
die Knochen entblößt
sanken sie langsam
zu Boden.*

*Von Narben entstellt
tasten sie heute
kraftlos nach Licht.
Öffnen sich furchtsam der Wärme.
Kämpfen nicht mehr.*

Lassen kommen.

Aufzeichnung 1991: Leben dürfen? Leben müssen?

Leben dürfen – leben müssen? Schon vor deinem Verschwinden hatte ich diese Frage, als Denkanstoß formuliert, an die Wand meines Arbeitszimmers geheftet und ein von mir angebotenes Seminar zum Thema stand schon im Programm. Ich glaube, dass wir diese Frage ein Leben lang nicht lösen können. Je nach Befindlichkeit, nach den äußeren Lebensumständen haben wir die eine oder die andere Antwort bereit.

Seit deinem Verlust, mein Kind, ist mir die Thematik des Lebenmüssens viel näher. Ich spüre keinen Anstoß mehr, mein Leben selbst zu beenden, ich vermisse aber jede Freiheit der Empfindung. Fast jeder Eindruck ist mit Erinnerungen an dich begleitet, mit ihnen ist immer der Schmerz des Verlustes verbunden. Die Menschen der Umgebung haben mir vermittelt, dass ich Bereiche abseits von dir leben muss, um von ihnen integriert zu sein, aber welch große Erleichterung fühle ich, wenn ich das Gespräch doch einmal auf dich lenken kann, vor allem, wenn andere Menschen darauf eingehen. Es ist dann so, als ob ein Teil des Druckes von mir wiche, wenigstens für kurze Zeit fühle ich die Befreiung von einer Last.

Die Interpretation „Leben dürfen" drängt sich manchmal auf, nur für kurze Zeit und meist begleitet vom nachfolgenden Gefühl des Unbehagens. Ich stehe fast unter dem „Verbot", Freude zu erleben. Es ist dann, als ob ich dich verraten würde. Ich bin noch gezwungen, in einer grauen Welt zu leben.

Naturbilder, menschliche Nähe, kreative Gedanken, die Freude des Anderen, die Beobachtung von spielenden Kindern – es sind Möglichkeiten, eine Dankbarkeit für das Lebendürfen zu empfinden, aber die Trübung der Empfindung, eben das Gefühl der Schuld, folgt auf den Fuß.

Auch du, mein Sohn, hast dich viele Jahre zwischen beiden Polen bewegt. An den Genuss des Lebendürfens kamst du immer weniger heran, das Lebenmüssen wurde immer quälender, bis du dich zum Nicht-Lebenwollen entschieden hast. Die durchschnittlichen Freuden des Lebens waren kein Anreiz mehr für dich, sie ließen dich stumpf, du bekamst keine innere Nahrung mehr, deine Empfindungen erstarrten. Das Leben hatte dich an den Tod verloren.

Wie gut kann ich deinen Weg heute nachfühlen! Und doch werde ich den Weg unseres normalen Lebens gehen, den Weg über den wachsenden Verfall unseres Körpers, den Weg über das Absterben der Zellen, den Weg in eine Welt des wachsenden Rückzugs, den schwächer werdenden Kräften gehorchend. Oder werde ich mein Leben an eine aggressive Krankheit verlieren vor der Zeit?

Ich will meinen Schmerz um dich auskosten wie eine Strafe. Aber ich wachse dir zu.

Der erste Reiseversuch – Erfahrungen sind nicht wiederholbar

Die Wände meiner neuen Wohnung in Graz waren noch ziemlich kahl, Dekorationen der vergangenen Jahre hatten ihren Wert verloren. Die Leere der Wände spiegelte mein Innenleben, in dem nur die Trauer galt. Dennoch fiel mein Blick auf ein buntes, freundliches Bild in einem Schaufenster und blieb daran hängen. Segmente aus der Erinnerung hatten sich gelöst, ein heller, farbiger Schaum, der aufquoll aus einer gestaltlosen Düsternis. Es war die Erinnerung an eine Griechenlandreise nach dem Tod meines Mannes. Ich hatte, damals noch ganz ungeübt im Alleinleben, diese in der Geborgenheit einer Frauengruppe unternommen. Noch gefangen im Trauma des Sterbens wurden die verbrannten Waldstücke, auf die wir auf unserer Fahrt durch das Land stießen, zu Gleichnissen.

Auch mein Mann war dem Tod genau so ohnmächtig ausgeliefert gewesen wie die Bäume dieser grünen Inseln und der unzähligen Lebewesen darinnen. Aber die alte Kultur, die mich wegriss in ihre Dimensionen von Raum und Zeit, die für mich ungewohnte Vegetation und die mir wohltuenden Frauen hatten mich immer wieder zurückgerufen in das Jetzt. Ein gutes Stück freier war ich zu Hause angekommen. So entschloss ich mich zum Kauf jenes Bildes, es behielt seine Zugkraft bis heute.

Eine Zeit danach lockte mich ein Angebot einer öffentlichen Kretareise in der Begleitung einiger anderer betroffener Eltern. Ich wagte den Versuch und nahm dort an Wanderungen teil. Andere Eltern nahmen andere Angebote wahr. Meine Erfahrungen waren aber mit jener ersten Griechenlandreise nicht zu vergleichen, obwohl beide Male ein schwerer Verlust davor lag. Ich blieb diesmal innerlich isoliert, meine Wahrnehmung war begrenzt, und die Eindrücke wurden nur schemenhaft gespeichert. Körper und Psyche wehrten sich noch dagegen, die Trauerarbeit zu ignorieren, sie nicht in den Mittelpunkt zu stellen. Das Heilende war sehr wohl ins Auge gefallen, konnte aber seine Kraft nicht entfalten. Vieles, was hilft – ein Gedicht, eine Landschaft, eine menschliche Begegnung – pocht lange nur ganz behutsam an das unfruchtbare Gehäuse und begehrt Einlass. Irgendwann wird ihm ganz aufgetan. Lange sind es nur Bruchteile, die uns erreichen.

Kreta, 13. 4. 1992:
Freue ich mich an der Insel? Ich bin wie tot, noch immer, zumindest habe ich kaum Interesse für kulturelle Fragen. Was berührt mich die minoische

Kultur? Trauer, Schwermut, meine eigenen, immer wiederkehrenden Gedanken lenken ab.

Ein Traum, den ich noch nachts notierte: Mein Kind, ein ganz kleines Mädchen, ist am Verhungern. Ich bette es liebevoll, weiß aber nicht, ob es noch aufkommt. Ich habe etwas übersehen, das Verhungern ist zu weit fortgeschritten. Ich leide mit dem süßen Kind mit den dunklen Augen. Ich bin schuldig und doch nicht.

Notizen nach meiner Heimkehr, 22. 4. 1992:
Die magere Auslese meines Tagebuches! Mein Kreataaufenthalt muss doch reflektiert werden! Die Eindrücke lassen mich fast gleichgültig.

Die Reise war gut und richtig. Ich erfuhr, dass ich mich wieder auf Menschen einstellen, unter ihnen sein kann.

Es war nicht „mein Griechenland" von 1988. Es war keine innere Leichtigkeit da. Selbst die Überraschung durch einzelne Eindrücke (so das Erblicken einer Ebene, als wir vom kahlen, steinigen Berg kamen, die mir wie „das Paradies" erschien, das am Ende des Lebensweges liegt. Oder der kurze Aufenthalt am Meer, als ich mit dem Fuß eine Spur in den Sand trat, die ich wieder vom Wasser verwischen ließ ...) versinkt in einer dumpfen Unfassbarkeit.

In den Vordergrund rückt der Tag mit E. H.: Das Lesen des Gedichtes von Nelly Sachs „ Steine" über den realen Ruinen und die Fahrt auf die Lepra-Insel Spina-longa. Dort der seltsame Eindruck, die Toten seien um uns, zu ihren Lebzeiten Leidende, Isolierte, meinem eigenen Schicksal Angenäherte.

Die gute Beziehung zu Heide[1]*, immer ganz als „Naturkind" empfunden, früher unkompliziert, heiter, jetzt so grausam allein. Heide ist „ländlich ge-*

---

1) Es ist hier der Ort, das traurige Schicksal von Heide anzuführen, die ich in den Aufzeichnungen erwähne. Sie war trauernde Mutter wie ich, eine der ersten, mit deren Schicksal ich mich voll identifizieren konnte. Noch völlig unbeheimatet in Österreich besuchte ich sie in dem kleinen Ort, der von Bergen umgeben war. Auch ihr Sohn war Student und hatte sich im selben Alter das Leben genommen, in dem Herwig verschwand. Er war ihr einziges Kind. Hatte sie sich unserer Trauergruppe und somit anderen betroffenen Eltern geöffnet, verschloss sich ihr Mann mit seinem Leid, versuchte zu verdrängen, indem er seine sportlichen Aktivitäten steigerte. Zwei Jahre nach dem Tod des Sohnes geriet auch er nach zusätzlichen beruflichen Enttäuschungen in eine heftige Depression, verweigerte ärztliche Hilfe und nahm sich ebenfalls das Leben. Monate später flog Heide mit uns Eltern nach Kreta, eine erste Reise ohne Mann und Kind. Sie sprach immer wieder davon, wie einsam sie sich auf dieser Reise fühle, und dass sie ohne meine Begleitung nicht standgehalten hätte. Wir teilten zwar nicht alle Aktivitäten, bewohnten aber dasselbe Zimmer. An den Abenden tauschten wir unsere Erfahrungen aus und litten miteinander. Ich war geübter im Anpacken des Lebens, es hatte mich auch schon ein Stück zurückgewonnen, während Heide durch den neuerlichen Schicksalsschlag noch ohne jeden Halt war. Für mich war das Beschützen und Begleiten von Heide eine wichtige Aufgabe.

prägt" in Sprache und Denken, mir dadurch vertraut durch die Freundschaften meiner Kindheit.

Das Hotel – zu viel Luxus, eine Welt der Wohlhabenden.

Ich habe einen neuen „ Versuch Leben" geschafft. Noch immer das Gefühl: „Ich habe mich selbst überlebt." Alles, was jetzt kommt, zählt eigentlich nicht mehr.

Ich habe auf Kreta schon Eindrücke wahrgenommen, sie waren tief, aber sie bleiben nicht haften, sind so schwer rekonstruierbar, bilden keine Ganzheit, die über einem Urlaub liegt. Es sind nur Teilstücke, die aus einer trüben Masse leuchten.

25. 4.: Mein Leben hat kein Ziel mehr. „Erkennen"? Wozu? Das Geheimnis des Sinnes wird doch bleiben. Aktiv etwas leisten? Dazu fehlt mir die Kraft. Ich kann kaum mehr helfen – dazu fehlt mir die Überzeugung. Meine depressive Veranlagung lässt mich seit jeher schwer leben.

Die bleierne Müdigkeit, die zur Zeit auf mir haftet. Kreta wird unwirklich, schrumpft. Dabei habe ich mir das Land zu Fuß erkämpft.

Irgendwie weigere ich mich, am Leben teilzunehmen.

Leider konnte ich in der Folgezeit Heide nicht mehr dazu bewegen, mit mir gemeinsam neues Land zu betreten. Sie lehnte Hilfe zunehmend ab. „Ich möchte sterben, und du versuchst immer wieder mich zurückzuholen", klagte sie. Sie isolierte sich immer mehr und tötete sich selbst zwei Jahre später. Die beiden liebsten Menschen hatten all ihre Kraft mit sich genommen.

Der Lohn für das Wagnis – Noch fähig zur Liebe?

Beginn 1991:
Ich lebe noch immer auf zwei Ebenen, aber die Ebene der Gedanken an dich ist in den Hintergrund getreten. Ich habe Freiheit gewonnen für die Ebene meines Alltags. Aber noch immer gibt es Stunden, in denen der Schmerz um dich alles verschlingt, in denen das „Nie-wieder" unerträglich erscheint. Aber diese Wellen ziehen sich wieder zurück ...

Ich bin nicht mehr ich selbst, ich bin nur mehr ein Teil von mir, der Teil eines Menschen, der sich als Ganzheit fühlte, der mit wachsender Dankbarkeit die Wandelbarkeit des Lebens ansah, der ein Ziel fühlte: sich zu vollenden.

Ich staune nicht mehr. Ich blicke erschrocken auf die Grausamkeiten des Lebens, die wohl dem Zufall unterliegen. Ich wende mich dem gequälten Menschen zu, der Ähnliches wie ich erfahren hat, versuche, ihn zu wärmen, hilflos, denn ich weiß um seine unabänderliche Einsamkeit.

Mein Leben hat an Tiefe gewonnen, ich habe aber den Glauben an Glück, an seine Gestaltungsmöglichkeiten verloren. Der Sinn unseres Daseins liegt für mich verborgen. Ich kann ihn aber nicht widerlegen, denn ich habe erfahren: Ich bin fähiger geworden zur Sicht des Wesentlichen, das unser Leben ausmacht, zu einer Ethik, die nur den Menschen unter den Lebewesen auszeichnet: die Liebe zur Kreatur. Und doch drängt sich mir auf: Dir, mein Sohn, wurde ich nicht gerecht!

Die Morallehren werten die Gesinnung der Menschen, was hinter seinem Handeln steckt. Mich kann diese Tatsache nicht entlasten, geht es doch um den Verlust eines mit mir eng verwachsenen Menschenlebens ... Nur manchmal keimt so etwas wie Hoffnung in mir auf, das Leben noch einmal anders zu sehen!

Ende 1991:
Das Unvorstellbare deutet sich an: ein Tor hat sich aufgetan – das Tor zum Leben! Manchmal ist es eng und ich quäle mich durch, manchmal steht es weit offen.

Ganz langsam schlich sich eine neue Lebensfähigkeit ein, nachdem ich an der Kippe gestanden war und Hilferufe ausgesandt hatte: „Ich versinke in Trauer und Schuld!" Eine Gegenstimme in mir gewann an Stärke: „Schließe ab, beende!" Ich fühlte den Zwang, die Fotos von dir, mein Kind, zu verdecken. „Stelle dich nicht mehr der Last des Anblicks! Du musst weiter!" Ich gab der Übermacht dieser Stimme nach. Es begann eine Kraft nach vorn. Ich spürte den Wunsch nach Farbe in der Wohnung ...

Ich hatte mir über den Sommer eine Aufgabe gesetzt: ich bereitete ein Seminar über mehrere Romane von Max Frisch vor. Ich wollte mich zu konsequenter Arbeit zwingen. Oft zweifelte ich an der Fähigkeit, diese Aufgabe zu bewältigen, es gab Zeiten, in denen ich es für Wahnsinn hielt, sie übernommen zu haben. Aber ich hielt durch. Ich wuchs an der Beschäftigung mit dem Autor, ein fremdes Leben, fremde Lebensentwürfe holten mich weg von mir selbst. Als das Semester begann, konnte ich mein Wissen umsetzen. Der Erfolg festigte meinen Lebenswillen.

Einschätzbar ist Leben wirklich nicht. Am Ende des darauf folgenden Jahres begann ein stilles Glück zu keimen. Daran hatte ich am wenigsten geglaubt. War ich doch ein Irrlicht geworden zwischen Sehnsucht nach Geborgenheit und Zugehörigkeit und dem Wunsch nach Isolation, stand ich doch zwischen eigenen Lebenszweifeln und dem Bedürfnis zu helfen, zwischen dem Versponnensein in das unwiderruflich Vergangene und einer noch kümmerlichen Neugier für das Kommende. Ich, die schon viele Jahre allein gelebt hatte und nun an der Schwelle des Alters stand, die ihr verletztes Leben schützen wollte, verliebte mich. Ich hatte nie daran geglaubt, noch dazu fähig zu sein.

Für mich völlig unerwartet sprach eines Tages ein schon vom Alter gebeugter Mann aus der Nachbarschaft meiner Tochter ganz schüchtern eine Werbung um mich als seine Partnerin aus. Ich kannte ihn nur vom Sehen und aus Berichten meiner Tochter, über deren Familie er Vertrauen zu mir gefasst hatte. Er hatte mich seit längerem voller Sehnsucht unbemerkt aus dem Fenster beobachtet, wenn ich im Hof mit meinem Enkelkind spielte. Nie in seinem Leben hatte er ohne Liebe gelebt, lange Zeit war er, als einziger Sohn mehrfach abgesichert, durch die Bindung an seine Eltern und durch die an seine Frau gewesen, nun hatte er auch sie nach 50-jähriger Ehe vor einiger Zeit verloren.

„Ich möchte so gerne wieder jemanden lieb haben", gestand der Mann.

„Aber wir kennen einander doch gar nicht", rief ich erschrocken und dennoch berührt von seiner Offenheit. Mein eigenes Drängen nach Nähe mischte sich mit zahlreichen Fragen. Alle möglichen und gefährdeten Partnerschaftsmodelle aus den Erkenntnissen von Psychologie und Soziologie kamen in mir hoch. „Welches Wagnis mute ich mir zu? Für eine Beziehung habe ich doch keine Kraft mehr!", hämmerte es in mir. Dieser alte, gütig gewordene Mann ist in den Sackgassen des Lebens ziemlich unerfahren, sein Wissen basiert auf einer langen, guten Ehe. Müsste ich ihn wieder verlassen, weil sich unsere Beziehung für mich als zu schwierig erweist, füge ich ihm Leid zu. Ich möchte nicht nochmals schuldig werden am Unglück eines Menschen!

Der Wärme und der Bescheidenheit des Mannes konnte ich nicht widerstehen. Da war ein Mensch, der mich brauchte, der meinem Leben neuen Sinn geben konnte! Etwas Beruhigendes ging von ihm aus, und aus dem Dämmerlicht meiner Erinnerungen lösten sich Empfindungen, die ich als Kind hatte an der Hand meines für jene Zeit auch schon alten Vaters. Geborgenheit und Zärtlichkeit lockten mich zunehmend und zugleich der Wunsch, diesen einsamen Mann durch das Alter zu begleiten bis zum Ende. Mein Vater war unerwartet gestorben, ich ging noch zur Schule. Auch die Alterung meiner Mutter habe ich nur am Rande erlebt, denn ich lebte in Köln und sie in Graz, auch ihr Tod kam überraschend. Nun hatte ich die Möglichkeit, etwas in Bezug auf meine Eltern Abgebrochenes zu Ende zu führen, auch wenn es einem „fremden" Menschen galt, eine späte Dankbarkeit ihnen gegenüber. Oder war es auch die Suche nach ihnen?

Eine seltsame Vertrautheit miteinander ließ mich schon bei unseren ersten Begegnungen staunen, waren doch unsere Welten bisher denkbar verschieden gewesen durch Bildung, Beruf, Interessen, durch Geschlechterprägung zweier Generationen. Auf langen Wanderungen bergauf und bergab, die wir bald unternahmen, gingen wir im Gleichschritt, und mir schien bald, dass dieser leise, dem Greisenalter nahe Mann alle Verletzungen meines Lebens mildern würde. Voller Mitgefühl hörte er meine Klagen um meinen verlorenen Sohn an. Er begleitete mich auf Wegen, die ich allein nicht zu betreten gewagt hatte, weil sie mit Herwig zusammenhingen. Nie wies er mich in Grenzen, sondern litt mit mir. Auf meinen Wunsch besuchte er mit mir auch diejenigen Orte, an denen meine Eltern in jüngeren Jahren gewirkt hatten, so dass ich deren Leben deutlicher in mich aufnehmen konnte. Allen meinen Vorschlägen kam er mit großem Interesse entgegen, denn er war müde geworden, für sich selbst neue Ziele zu finden. Ich lernte auch die Stätten kennen, an denen er gelebt und gewirkt hatte, so wurde meine Heimat die seine und seine die meine. Schließlich eroberten wir Neuland für uns beide, bereisten die Küste der Adria, kleine Schritte, bei denen ich zum ersten Mal in einer Beziehung die Organisation in der Hand hatte (in meiner Ehe hatte ich alle Reiseplanungen an meinen Mann delegiert). Nie hatte sich dieser ehrgeizige Vertreter der Aufbaugeneration davor Urlaub gegönnt, nun erlebte er endlich das Meer.

Kleinere Konflikte, erwachsen aus unseren verschiedenen Lebenssprachen, waren besonders in den ersten Jahren nicht ganz zu vermeiden. Erst in meiner Zeit hatten Frauen eine eigene Welt, eine Bedrohung für den darin Unerfahrenen. Die tief empfundene Bindung zueinander und die Dankbarkeit dafür ließen uns am Verständnis füreinander arbeiten.

Auch war in uns beiden sowohl der Wille als auch die Fähigkeit zum Kampf erloschen.

Heute, nach neun Jahren, sind unsere Lebensbereiche gut aufeinander abgestimmt und bedürfen keiner Klärung mehr. Die Zeit zerrt zunehmend an den Kräften und an den Fähigkeiten meines Gefährten, und ich versuche mitzuschwingen. Wege, die herausfordern, muss ich schon seit langem allein gehen, mein eigenes Leben mit all seinen Interessen beginnt sich immer stärker zu entfalten. Noch sind unsere Wohnbereiche getrennt, doch ich rechne damit, dass sie in der Zukunft enger zusammenrücken müssen. Dann werden mir neue Aufgaben abverlangt werden. Langsam wachsen wir in den großen Abschied hinein. Er wird mein Leben nochmals verändern.

Das Schicksal hat mich in eine Beziehung geführt, die vielleicht in einer anderen Phase meines Lebens weniger gelungen wäre, die aber wunderbar zugeschnitten war auf die Zeit meiner Auferstehung aus der Trauer. Der liebende Mann hat auch mein Frausein mit viel Geduld nochmals aus der Tiefe heraufgeholt. In seinen Augen wurde ich wieder jung und begehrenswert, und aus der eindringlich süßen Antwort meines Körpers auf seine zarten Berührungen hörte ich die Aufforderung heraus: „Auch das ist dein Leben! Vergiss es nicht!“

Bekommen wir Kuchenstücke serviert, misst er sie mit den Augen ab: „Das größere bekommst du!“ Auf mein Wissen sieht er mit Stolz, und wenn ich auf unseren Wegen seine warme, viel größere Hand fasse, springt noch immer ein Funke in mich über.

„Du hast mir geholfen, wieder an das Leben zu glauben“, sage ich oft zu ihm.

„Du hast mein Leben wieder lohnenswert gemacht und mich vor dem zu frühen Aufgeben gerettet“, antwortet er mir. Und immer wieder betont er. „Ich habe solche Freude mit dir!“ – seiner Eroberung im hohen Alter.

Ich hatte mich wieder eingelassen auf das Leben und es war gut so.

Darf ich fühlen auch Glück,
verdrängen den Tod,
neu leben im Jetzt?

Zärtlich berührt mich
die Hand eines Mannes,
er heißt mich zu sehen
die Farben des Lebens
erneut.
Er gibt mir zurück
ein Stück des Vertrauens
zu mir.

Schwarz fallen die Schatten
vergangenen Lebens,
Sehnsucht und Schmerz
nicht gelöscht.

Die Fülle des Lebens
zu groß.

Der Weg: Lebensstationen mussten neu gesammelt werden

Nach Herwigs Verschwinden war mein Leben ganz plötzlich in Teilstücke ohne Zusammenhang zerfallen, meine Identität war zerstört. Es gab ein „Vorher" und ein „Nachher". Vorher das volle Leben, nachher die Wüste. Im Laufe der Jahre aber wuchs die Ganzheit meines Lebens wieder zusammen. Ein schmaler Forstweg hatte daran Anteil, er ist mein Kreuzweg geworden, mein Meditationsweg, ein Muss in jedem Sommerurlaub in den Bergen. Er führt stetig begauf, ist auf beiden Seiten von gelichtetem Nadelwald umgeben und lässt nur auf einem kurzen Stück den Blick auf das tief unter ihm liegende Dorf meiner Kindheit frei, dem ich lebenslang treu geblieben bin. Meist begegne ich niemandem darauf.

Auch das letzte Mal, im Jahr 2000, ging ich ihn wie die Sommer zuvor bewusst allein, nicht frei von einem Gefühl der Beklemmung. Mein Ziel war wie immer ein Bächlein, das quer über den gerölligen Weg rinnt und dessen Wasserkraft wohl zu gering ist, um sich im harten Boden ein Bett zu graben. An seiner Stelle geht der Wald zurück und lässt dem vollen Licht Platz. Während meines Aufstieges war der Himmel bedeckt, erst als ich vor dem Wasser stand, brach die Sonne durch. Nur Zufall, gewiss, dennoch für mich gerne angenommenes Symbol des wiedergekehrten Lichtes in meinem Leben. Das Bächlein hatte trotz eines kurz zurückliegenden Hochwassers und der daraus folgenden Vermurungen an anderen Stellen seine vertraute Gestalt nicht verloren. Über schon glatt geschliffene Steine floss es mit leisem Geräusch, zarte blühende Gräser fanden sich an seinem Rande, Geschöpfe der immerwährenden Feuchtigkeit, die auch die Graspolster auf beiden Seiten des Weges durchzog.

Ein Rastplatz war diese Stelle immer schon gewesen, schon zu Zeiten der sommerlichen Zusammenkünfte unserer Großfamilie in dieser Gegend. Meine Mutter und mein Mann lebten damals noch, und neben der Schwester gab es jüngere und ältere Cousinen. Aus jener Zeit habe ich eine besonders beglückende Erinnerung: Im hellen Sonnenlicht sprang der damals zehnjährige Herwig mit nackten Füßen begeistert im Wasser herum mit dem Ausruf: „Das Leben ist schön!"

Elf Jahre davor hatte ich auch dasselbe Ziel, vom Morgen an war der Tag sonnig und warm gewesen, und ich ging den Weg dahin im Zustand großer Zufriedenheit. Ich wurde begleitet von meinen erwachsenen Kindern, Sohn und Tochter, und der damals vierjährigen Enkelin Hannah. Das Kind in seiner Munterkeit war unser Mittelpunkt, und wenn es ein wenig vom Aufstieg ausruhen wollte, nahm es Herwig auf seine Schultern. Wortkarg und ein wenig abwesend hatte ich ihn empfunden, seine Schwester und ich sprachen nach Frauenart wohl zu viel, hatten viele gemeinsame Themen – so vermutete ich. Das kleine Mädchen genoß dann das kühle Wasser, ließ es durch seine Händchen gleiten und warf Steine hinein. Herwig kletterte inzwischen, vielleicht um dem Kind zu imponieren, auf den Felsen herum, die den Weg säumten. Ich hatte Angst vor einem Fehltritt, doch ich behielt sie für mich. Was wollte ich noch, mein Sohn hatte doch die Verantwortung für sein Leben längst übernommen und verteidigte sie! Schließlich versuchte die Kleine, ihm die Klettereien in bescheidenem Maße nachzutun.

Am Abend notierte ich mir in mein Tagebuch: *„Ein reicher Tag mit meinen Kindern!“* Er hatte all dies junge Leben, das aus mir hervorgegangen war, wieder in meine Nähe gebracht, an einem Ort, der mir so lieb geworden war. Eine Woche später war Herwig verschwunden, ohne eine Nachricht zu hinterlassen oder das Geringste mitzunehmen. Meine Welt war zerstört.

Gleich nach dem Verschwinden quollen alle Ereignisse jenes für mich so erfüllenden Tages wie viele andere aus der letzten Zeit mit Herwig. Ich sah sie nur mehr unter dem Aspekt meines Versagens, meiner Versäumnisse. War das Herumklettern nicht die Erprobung einer Todesart, nämlich der, sich aus einer Höhe herunterzustürzen? War nicht der betont langsame Gang meines Kindes, der mir an diesem Tag aufgefallen war, der typische Ausdruck eines depressiven Menschen? War er so wortkarg, weil er im Begriff war, sich dem Leben zu entziehen?

Zwei Jahre nach Herwigs Verlust hatte ich den Weg zum Bächlein wieder betreten, damals an der Hand der sechsjährigen Enkelin. Nur die Verantwortung für sie gab mir den Mut, ihn erneut aufzunehmen, denn ihre Erinnerungen sollten nicht verloren gehen. Das Kind spürte meine Last und tröstete mich, indem es mir einen riesigen Blumenstrauß versprach. Nicht ich führte das Kind an jenem Tag, sondern ich überließ mich SEINER Führung, meine zu jener Zeit immer noch erstarrten Sinne fingen nur die groben Umrisse der Umwelt ein.

Oftmals ging ich diesen Weg seither und immer schien er ein wenig von meinem Schmerz aufzunehmen, die Erde sog ihn gleichsam in sich hinein. Der meist leichte Wind und die Blumen am Rande des Weges, die vertrauten Fichten zu beiden Seiten, die körperliche Anstrengung durch die Steigung zogen mich von Jahr zu Jahr mehr hinein in eine Gegenwart, in der wenig an Vergangenheit und Zukunft Platz hat. Nur eine Ahnung meiner Arglosigkeit in jenem Sommer, der der letzte mit Herwig gemeinsame war, kam in den letzten Jahren in mir hoch.

Eine wichtige Erfahrung brachte mir der Tag, an dem ich durch das

Bächlein watete, über Steine balancierte, um auf seiner anderen Seite weiterzugehen, den Berg weiter hinan. Es war für mich ein Weg, der NICHT von Erinnerungen geprägt war, ich begann ihn gleichsam als winziges Teilstück neuen Lebens. Immer weiter schritt ich damals, von einer Entdeckerfreude getrieben, denn dieses Wegstück war heller, es ließ mich freier atmen, ich kam einem neuen, noch fremden Ziel immer näher. Ich hatte eine Last hinter mir gelassen.

Was hat mich dieser Weg noch gelehrt neben der Tatsache, dass er mein Leben zu bündeln vermag? Er ließ mich erfahren, dass die Schwere des Lebens ein Stück abgelebt werden kann und dass die Natur stumm zu trösten vermag. Sie hat mir geholfen, meinen Schmerz tief in die Herzmulde einsinken zu lassen, wo er geschützt ruht, in warme Liebe gebettet. Noch immer bricht er von Zeit zu Zeit aus, grell und schrill, dann aber zieht er sich wieder zurück und lässt dem überlagerten Leben Raum.

Der Weg hat auch zur Einsicht beigetragen, dass jeder Augenblick des Lebens auf seine Weise ausfüllt und dass wir es nicht in der Hand haben, ob und wie wir eine Botschaft auffangen. Auch ist mir bewusst geworden, wie sehr unsere Erinnerung auswählt. Wir konstruieren unsere Vergangenheit aus dem Blickwinkel des Jetzt. Nach Herwigs Verschwinden war ich völlig gebannt vom Aspekt des Unwiederbringlichen, war ich ausgefüllt vom Gedanken an das Leben mit ihm und meinem Anteil an seiner Zerstörung. Aus diesem Zusammenhang sprangen mich alle gemeinsamen Erlebnisse an.

Heute bin ich mir meiner Deutungen von damals unsicher. War Herwig nicht ein Kind voller Experimentierfreude gewesen und hatte er nicht oft mit Gefahren gespielt? Wollte er diese kindliche Seite nochmals ausprobieren? Hat er nicht wirklich dem Kind imponieren wollen? War es doch kein Hilferuf, den er aussandte?

Die Zeit, die sich über die letzte gemeinsame Wanderung mit Herwig gelegt hat, trägt neben meiner wiedergekehrten Lebensfähigkeit auch andere deutliche Spuren. Das kleine Mädchen von damals ist inzwischen schon fast eine Erwachsene. Es brauchte viele Trostgespräche und Erklärungen, um das Verlassenwerden durch den geliebten Onkel anzunehmen, hat aber jetzt Züge von ihm in einem Freund wiedergefunden. Es hat noch zwei Schwestern bekommen und beginnt bereits, ein Leben unabhängig von der Familie zu planen. Heute teilt es meine Wege nicht mehr. Welche von unseren gemeinsamen Erfahrungen wird es speichern? Welche werden IHM wichtig bleiben?

Aufzeichnung 1997: Wie ein Wunder

Als ich nach Jahren der Dunkelhaft alle meine Sinne nach und nach wieder erwacht waren, entstand der nachfolgende Text. Ich war von einem längeren Aufenthalt im Dorf meiner Kindheit nach Graz zurückgekehrt. So intensiv wie in jenem Sommer habe ich die Natur weder davor noch danach erlebt. Die Vielfalt des Kosmos stürzte auf mich ein.

Ich ziehe die Alpenblumen und die Sonnenfäden wie eine Schleppe hinter mir her. Sterne sind darin gebreitet und die glänzenden Tropfen des Morgentaues. Glocken klingen hinein und der stille Flug einer Libelle zieht auf vor meinen Augen. Weiches Moos lockt meine Füße und der Wind in den Fichten mein Ohr. Helles, durchscheinendes Wasser rinnt hinter mir her, und weiße Gischt leuchtet von Ferne. Dem Widerstand sich ergebende Föhren krümmen sich vor mir und strecken ihre kümmerlichen Äste. Goldenes Harz quillt aus den Wunden der Bäume, und ein leuchtend buntes Farbspiel wiegt sich über den Gräsern des Sumpfes. Silbrige Steine streuen Licht, und weich quellen die Sümpfe. Falter besetzen den Weg und weichen nicht dem Schritt und erwarten den Tod. Federnelken streuen den Duft weit in das Licht und streichen mir über die Haut. Ameisen türmen den Bau, und sie wissen von nichts. Grünes Heidekraut wirft seinen Schatten, und Erdbeeren färben sich rot vor meinen Augen. Fische voller Tupfen springen in die Höhe, und ein kleiner Bergfink rastet auf einem dünnen Zweig.

Ich spreche alle Strophen des Gedichtes „Die Alpenrose" vor mich hin und singe ihr Lob und lege den Kopf auf den Boden einer kargen Wiese. Ich steige einen steilen Weg bergan, als die Sonne durch die Wolken bricht und zerreibe Kräuter zwischen meinen Fingern. Ich setze mich auf einen sonnenwarmen Stein und trinke aus der Quelle, die aus der Erde kommt. Ich sehe schwarze Wolken sich häufen und sehe die Blitze machtvoll zur Erde fahren. Ich gehe im Regen, und meine Augen sind blind vom Wasser.

Ich lernte sehen, als der Schleier vor meinen Augen fiel. Als ich den Kopf hob, begann es vor meinen Sinnen zu blühen, und Farben mischten sich in die Stufen des Lichts. Melodien tanzten werbend um mich, und Düfte zogen vor mir her. Eine Fontäne erhob sich aus der Erde, und weiches Wasser umspülte meine Füße und zog mich mit sich. Helle Laute kamen mir aus der Brust, und ein Regen von Sternen legte sich leise auf mich.

Als ich wieder atmen konnte, jubelte die Luft und lachten die Winde. Der Morgen reichte dem Abend die Hand, und die samtige Nacht gab ein Fest. Der Morgenwind küsste die Blumen, und der Regen tränkte die Wüste. Die Steine begannen zu leuchten, und Sand rieselte glänzend die Hügel herab.

Meine Trauer legte sich dunkel und sanft um den Kern meines Herzens.

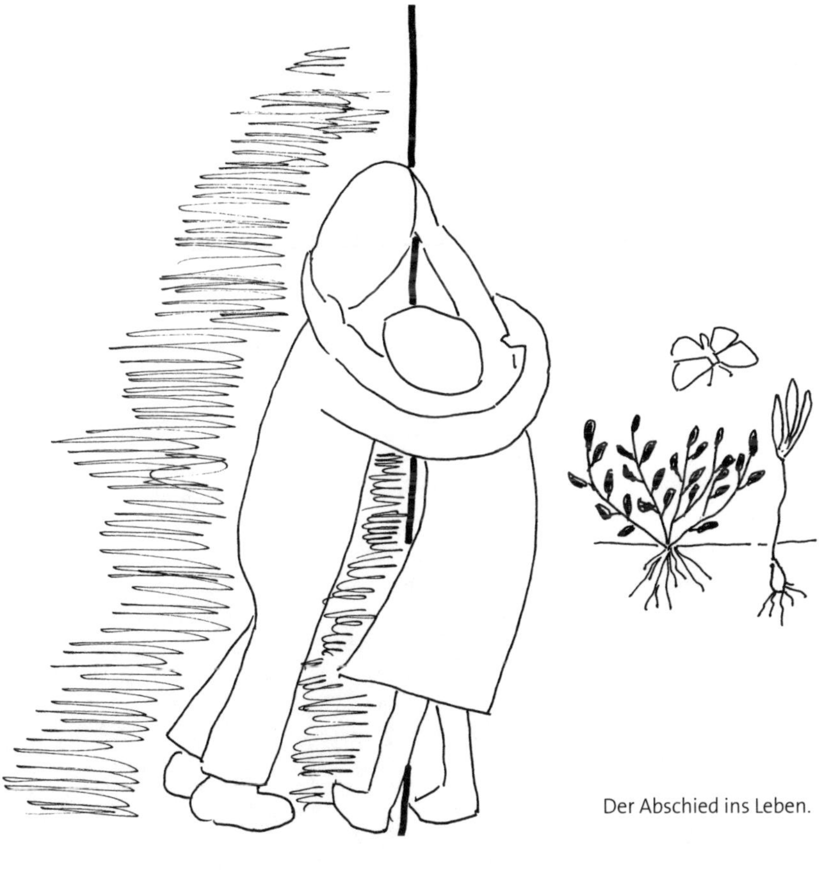

Der Abschied ins Leben.

Ich setzte den Fuß in die Luft,
und sie trug.
Aus: Hilde Domin: Gesammelte Gedichte

NEUES, VERÄNDERTES LEBEN – NEUE EINSICHT

Ich trage meine Trauer wie ein Kleid,
das niemand sieht.
Verwoben sind Dunkel und Licht
und das Gold eines Lebens.
Leicht und vertraut
berührt mich der Tod
immerfort.

Nur der Schmerz
hat in mir
sein Haus.

*

Als mich die Finsternis umgab,
habe ich geschrien,
habe ich hilflos um mich gegriffen,
waren die Menschen nicht mehr erreichbar,
war jedes Wissen fragwürdig geworden und
verloren alle Antworten ihre Gültigkeit,
habe ich mir fremde Fragen in den Raum geschleudert,
habe ich um mich geschlagen,
habe ich mich in Einsamkeit zurückgezogen,
habe ich mein Leben verflucht,
war ich stumm vor Schmerz.

Als sich die Finsternis gehoben hatte,
lernte ich mich langsam wieder kennen,
und ich machte mich daran,
mein Wissen zu prüfen und Erfahrungen zu ordnen.
Und reichte anderen Menschen meine Hand.

Weise bin ich geworden
und still,
doch das Raunen der Welt wurde Lärm,
des Lebens Hürden schneidende Scherben
und Felsen, die stürzen
und tosende Wasser.

Ich weiß um das Versagen des Menschen,
denn seine Sinne sind eng
und sein Denken begrenzt
und sein Wille ihm oft nicht gehorcht.

Oft aber höre ich nur meinen Atem
und kehre ich ein
in mein Ich.
Und manchmal zeigt sich ein Wunder
in Form einer Blüte
und lässt mich glauben
an Tiefe
und Sinn.

Du bist mir geblieben, meine Tochter!

Würde mich heute jemand fragen, wessen Leben mir gegenwärtig das unentbehrlichste ist, würde ich ohne zu zögern deinen Namen nennen, meine Tochter. So hätte ich aber auch in der Zeit meiner tiefsten Orientierungslosigkeit geantwortet. Und doch hatte mich vor einigen Jahren die Frage einer Freundin erschreckt. Ich hatte ihr als Neuerwerbungen für meine Wohnung zwei großformatige Bilder in leuchtenden Farben gezeigt, das vermutliche Davor und das mögliche Danach eines in den Tod tretenden Menschen. Ein mir seit langem vertrauter Maler hatte sie mir überlassen in einer Phase, in der ich noch vom Entsetzen geprägt und in der jede Art der Hilfe für mich lebensnotwendig war. „Beide Motive hast du nur in Gedenken an deinen Sohn gewählt?", fragte sie, „Wo hast du Bilder für deine Tochter?"

„Es ist wahr", erklärte ich ihr „bei mir gibt es nicht einmal Fotos an den Wänden, weder von ihr noch von ihren Kindern. Die der Toten und die der Lebenden würden mich belasten. Ich kann nur den Symbolgehalt fremder Bilder ertragen."

Seither sehe ich aber die erworbenen Werke mit gewissem Unbehagen, sie bilden einen Schwerpunkt für nur **eines** meiner Kinder. So trug ich alle Nuancen deines Wertes herbei, meine Tochter, und ich bette mich in diese kräftigen Farben ein.

Ich war 23 Jahre und wie dein Vater noch mitten im Studium. Dennoch erinnere ich mich an das erlösende Gefühl, als ich dich, mein erstes Kind, in meinen Armen hielt: nun habe ich endlich wirkliche Verantwortung! Natürlich sehe ich heute die Kindlichkeit meiner damaligen Lebensauffassung, ich habe meine Entscheidung aber nie bereut. Ich hatte mich von den Freiheiten einer jungen Frau ganz leicht losgesagt und eine Berufstätigkeit in eine ferne Zukunft gedrängt, obwohl ich mein Fach liebte.

Im Umgang mit dir begann ich mich erst allmählich von den Erziehungsvorstellungen der Tradition zu lösen. Ich hinterfragte den Sinn von Strafe, die Wichtigkeit von Ordnung, machte mir die Bedeutung der Meinungsfreiheit eines Kindes bewusst. Anders als dein Bruder hast du meine Bemühungen einer Lenkung nie sehr herausgefordert. Bei dir war Erziehen vorwiegend ein Zustimmen und ein Gewährenlassen. Früh hast du mir bewiesen, dass deine Gangart eine sehr eigenständige war, die ich mit Staunen verfolgte. Schon den Weg in den Kindergarten, der über eine befahrene Straße führte, hast du dir allein zugetraut und deine Kreativität im Spiel habe ich immer bewundert.

Ich hätte mir für dich gewünscht, dass du deine Studienjahre mehr in Freiheit nutzen konntest, denn auch du hattest dich sehr früh für die

Mutterschaft entschieden. Das war deine Reaktion auf das traumatische Sterben deines Vaters, nämlich die, die Zeit zu nutzen und wieder Leben zu geben, so erklärtest du mir. Als alleinstehende Mutter hast du dein Leben aber einige Jahre sehr mutig gemeistert. Später hast du deine Liebe zum Leben auf zwei weitere Kinder ausgedehnt, und ich bewundere deine Geduld im Umgang mit ihnen trotz deiner beruflichen Verpflichtungen. Jeder, der an eurem von Weinranken umwachsenen Häuschen vorübergeht, erkennt am bunten Spielzeug, das ins Auge fällt, dass Kindern von ihren Eltern fröhliches Treiben erlaubt wird. Auch Pflanzen gedeihen unter deinen Händen, euer Garten ist zur Zeit mit Blumen übersät.

Natürlich war es nicht ganz zu vermeiden, dass mich auch in Bezug auf dein Ergehen zu bestimmten Zeiten Sorgen drückten und sie tun es heute noch. Meist aber kann ich sie wieder fallen lassen. In gewissem Maß war mir deine Lebensbewältigung auch Modell für Herwig, ich bedachte viel zu wenig eure ganz verschiedenen Anlagen, eure Ansprüche und Möglichkeiten.

Vielleicht ist es gut, dass wir in Verhaltensweisen und in den engeren Interessen unterschiedlich sind, trotz der sehr ähnlichen Berufswahl. Zum philosophischen Hinterfragen neigst du nicht, auch nicht zur beschaulichen Lektüre. Nie dächtest du daran, Gedichte zu schreiben. Deine Lebenssicht ist vorwiegend nützlich und in keiner Weise ängstlich, du nimmst das Leben, wie es eben ist. Du bietest an und verzagst nicht, wenn das Angebot nicht genutzt wird, verlierst aber auch nicht den Mut, etwas Neues zu versuchen. Durchsetzungskraft, Organisationsgabe und Konsequenz zeichnen dich aus. Mit treffenden Antworten gelingt es dir immer wieder, meine Bedenken in Bezug auf mögliche Gefahren für deine Kinder zu zerstreuen und mich auf eine positive Sichtweise zu lenken. In dieser Weise bist du mir seit Jahren Freundin und Begleiterin. Auch waren die Gespräche mit dir die fruchtbarsten dafür, mich wenigstens vorübergehend aus dem Kreislauf der Schuld deinem Bruder gegenüber herauszuholen.

Ich erlebe deine Stimmungen als sehr gleichmäßig und dich selbst als durchwegs freundlich, obwohl du seit Jahren kaum Zeit für dich selbst findest. Schwermut, die mich in gewissem Maß prägt und die auch deinem Bruder nicht fremd war, ist kein Wesenszug von dir. Gerade bei unserem Zusammensein kann ich oft kurzfristig in eine jugendliche Heiterkeit verfallen, wenn wir die so unvermeidlichen menschlichen Schwächen, auch unsere eigenen, genauer ansehen. Aber auch die ernsthafte Beurteilung der Menschen und ihrer so komplexen Wege führt uns immer wieder zusammen, darin sprechen wir dieselbe Sprache.

Du als meine Tochter hast mein Selbstgefühl als Mutter wieder aufgewertet, als es nach dem Verlust deines Bruders so sehr danieder lag.

„Bin ich denn schlecht geraten?" – diesen Trost gabst du mir. Wohl blieb eine Äußerung von dir an mir schmerzlich hängen, die du noch in jungen Jahren machtest: „Du hast mir zu wenig Lebensfreude vermittelt!" Ich konnte es nicht leugnen, dass ich dir mit mehr Leichtigkeit und Lockerheit hätte begegnen können. Eine großzügige Gastgeberin hätte ich sein wollen, eine fröhliche Spielerin oder sportlich begeistert, um euch mitzureißen. Eine ernste, eher ängstliche Mutter war ich mit sehr begrenzten Energien. Ich vermute aber, dass du heute im Umgang mit deinen eigenen Kindern annehmen musst, welche Grenzen jedem Menschen mitgegeben sind.

Auch dein Vater erkannte dich voll an, er fand sich in dir wieder, obwohl er auch dir ein größeres Maß an Nähe nicht geben konnte. „Ich hatte in unserer Familie den besten Teil", betontest du einmal.

Möchte ich den Hauptteil meines Lebens heraufholen, weißt du um ihn Bescheid. Du kennst die Örtlichkeiten und die Menschen darin. Als du noch nicht Mittelpunkt einer eigenen Familie warst, haben wir einander viel von unseren Erfahrungen mitgeteilt. Heute sind die kurzen Gespräche, die uns geblieben sind, immer Lichtpunkte in meinem Alltag. Du hast es nicht leicht. Dein jüngstes Kind braucht mehr Fürsorge als andere, vermutlich zeitlebens. Deine dir in deinen Anlagen mitgegebene Lebenskraft hilft dir, dich über die Lasten der Vergangenheit hinwegzuheben, hinein in die Gegenwart. Seit jeher hast du nicht geklagt, sondern gehandelt. Du füllst dein Leben mit Sinn und reißt mich mit. Dein Bruder hatte deine Stärke erkannt, aber wohl in der Überzeugung gelebt, sie nie zu erreichen.

Ich habe eine Scheu, dich zu fragen, wie sehr du deinen Bruder vermisst. „Durch ihn habe ich gelernt, die Belastungen der Menschen ernster zu nehmen", hast du einmal zu mir gesagt.

Ob du das Geständnis meiner Liebe zu dir hören wolltest? Ein Ausdruck für sie mag das Vertrauen sein, das ich in deine Lebensgestaltung lege, im Versuch, von allen Ansprüchen an dich und deine Familie abzusehen, (nicht selbstverständlich für meine Generation), obwohl ich in eurem Kreis engste Zugehörigkeit erfahre, oder im Interesse an allem, was dich betrifft. Meist verschließt du dich meinen Erfahrungen, weil du deine eigenen machen willst, deinen Anlagen gemäß. Diese Tendenz hatte ich auch mit meiner Erziehung gefördert, obwohl ich im Innersten die Vorstellung hatte, du würdest meine reflektierten Überzeugungen übernehmen. So beginnt das Lebenlernen immer von Neuem, angepasst an eine neue Zeit.

Meine Liebe hat auch verborgene Seiten. Vor einigen Tagen saß ich hinter dir während einer Vorstellung, an der deine achtjährige Tochter

Lena teilnahm. Mein Blick fiel direkt auf deinen Kopf und auf deine Schultern, und da kam mir etwas unendlich Vertrautes entgegegen, das mir augenblicklich Halt gab. Diese Illusion eines nicht unterbrochenen Lebens dauerte nicht an. Ein Kinderleben in meiner Obhut und ein langsames, schmerzliches Freigeben löste sich aus meiner Erinnerung, und Dankbarkeit überflutete diesen Kopf, der im Erscheinungsbild meinem ähnlich ist und den die Spuren der Wirklichkeit schon gezeichnet haben. Es erschien mir plötzlich wie ein Wunder, dass es dich gibt als Teil meines eigenen Lebens.

Ich empfinde dich erweitert in deinen Kindern, für sie kann ich noch etwas tun, solange sie es noch annehmen. Ihre Welt ist mir aber in vielem schon fremd geworden und viele meiner lieb gewordenen Gewohnheiten locken sie nicht mehr.

Mit Bangen denke ich an deine Zukunft, mein Kind, dass sie dir nicht noch mehr Schweres auflastet, als dein Leben schon trägt. Aber vielleicht bringt sie dir auch viel von dem zurück, was du bisher an Geduld, Sorgfalt, Selbstlosigkeit, Mut und Freude investiert hast. Wer kann einen Weg vorhersehen?[1]

Leid trennt – Leid öffnet: Beziehungen standen unter anderen Bedingungen

„Schweres Leid trennt von anderen Menschen", sprach ich einmal einer guten Freundin gegenüber aus. „Das kann doch nicht sein, ich bleibe doch dieselbe!", rief sie erschrocken aus. „Ja, das stimmt", antwortete ich, „aber der Betroffene verändert sich."

Es gehört zu den Erfahrungen, die mich nach dem Verlust von Herwig am meisten erschreckten: ich, deren Beruf auf Menschen ausgerichtet war, konnte jahrelang am Leben der Mitmenschen nur mehr sehr begrenzt teilnehmen. Ihre Probleme hielten den meinen nicht stand und mein Aufnahmevermögen war zu gering. Es strengte mich allzu sehr an, mich auf sie zu konzentrieren und gleichzeitig meine eigenen Gedanken zurückzuhalten, die immer um dasselbe Thema meines Kindes kreisten. Nun war ich es, die Verständnis und Hilfe suchte. Es war eine Tatsache, die nach dem Tod meines Mannes nur begrenzt in Erscheinung getreten war. Noch nie zuvor war es für mich so deutlich geworden, wie sehr der Umgang von Menschen untereinander **bestimmten Bedingungen** unterworfen ist. Diese hatten sich für mich nun verändert.

---

1) Wenig später hat mir meine Tochter mitgeteilt, dass sie neues Leben erwartet.

1) Mir wichtige Menschen zogen sich zurück

Noch vor meinem Umzug nach Graz, in der Zeit, als ich jede Hand von Menschen dankbar ergriff, meldete sich bei mir überraschend eine ehemalige Freundin. Unsere Beziehung war über Jahre sehr eng gewesen. Sie war meine erste Ansprechpartnerin nach dem unerwarteten Tod meiner Mutter gewesen, durch den frühen Tod ihres Mannes hatte sie eine wesentliche Verlusterfahrung hinter sich. Sie, die Kinderlose, nahm Anteil am Leben meiner Kinder, und auch in der Sterbezeit meines Mannes stand sie mir zur Seite. Sie war die erste, die Blumen brachte, als er tot in seinem Bett lag und ich ratlos daneben stand. Ich hatte ihr viel zu verdanken. Einige Monate danach bat sie mich eines Tages, von nun an in Gesprächen mit ihr vom Persönlichen abzusehen und sie auf Kunst und Kultur zu reduzieren. Ich verstand ihre Aufforderung nicht und reagierte verletzt. Warum sollte ich mich plötzlich verstellen? War nicht gerade das Persönliche das wirklich Tragende? Wir versuchten unsere Freundschaft noch einige Zeit zu halten, aber schließlich kam sie zum Stillstand.

Als nun die mir so vertraute Frau mich nach Herwigs Verschwinden anrief, vergaß ich ganz rasch alle Hintergründe unseres Bruches. „Ich möchte dich gleich nach deinem Umzug in Graz besuchen!“, bot sie mir an und überreichte mir dazu zum Abschied aus Köln ein Foto von sich. Wie gut tat mir diese Geste! Ich hatte sie nicht falsch eingeschätzt, sie ging mit mir durch alle Lagen!

Von Graz aus schrieb ich einen der ersten Briefe an die wiedergewonnene Freundin, überbrachte meine Empfindungen verbunden mit einer warmen und freudigen Einladung – und bekam keine Antwort. Von gemeinsamen Bekannten erfuhr ich, dass sie den Brief erhalten habe. Kein Wort kam seither von ihr – und es sind 13 Jahre darüber vergangen. Böse auf mich sei sie nicht, hörte ich.

Ich rätselte lange über das Verhalten der Frau, bis mir erst Jahre danach klar wurde: sie war meiner Trauer und dem Zusammenbruch meines Lebensgefühls nicht mehr gewachsen. Sie hatte es nie klar ausgesprochen, auch nach dem Tod meines Mannes nicht. Vermutlich hatte sie nicht den Mut zur Offenheit. Ich aber war in meinen Gefühlen gefangen und hatte es nicht gemerkt. **„Das Persönliche teilen“ bedeutet nicht immer, auch das Schwere zu teilen.** Hätte ich ihre Belastung verstanden, hätte sie die richtigen Worte gebraucht? Ich weiß es nicht, denn meine Verwundbarkeit war in der frühen Trauerzeit extrem. Allmählich aber hätte ich ihre Abwehr begriffen. Wenn ich mir selbst zugestehe, Überforderungen zu vermeiden, muss ich es auch bei anderen tun. Dennoch ist durch unseren endgültigen Bruch eine spürbare Narbe zurückgeblieben.

2) Beziehungen halten offenen Konflikten nicht stand

„Du musst mehr für dich tun, ich meine es gut mit dir", riet mir einige Jahre später eine langjährige, etwas ältere Freundin. Vor Herwigs Verlust hätte ich ihr vermutlich zugestimmt, nun aber wurde diese Bemerkung durch meine Reaktion das Startsignal für den endgültigen Bruch. Unsere Beziehung war über Jahre durch beidseitige Umzüge vorwiegend auf einen Briefwechsel beschränkt gewesen, wobei ich immer bemüht gewesen war, eine Stütze und eine Ansprechpartnerin im unsicheren und bewegten Leben der Freundin zu sein. Meine eigene Lebenslast hatte ich dabei ziemlich ausgespart. Ihre Problematik und ihre Interessen lagen anders und hatten auch ihr Menschenbild geprägt. Menschen sind eben verschieden – daran hielt ich ihr gegenüber fest. Nun hatte sie in späten Jahren einen neuen Lebensversuch in meiner Nähe begonnen und genoss kulturelle Unternehmungen, schwärmte von der Kaffeehauskultur, ich dagegen war noch beim Aufbau meiner Lebensbasis. Auf den Weg ihrer Kinder konnte sie stolz sein. Eines Tages begannen ihre kleinen Attacken. „Immer noch hast du Kontakt mit den Trauernden, sie bringen dich in gedrückte Stimmung!", sprach sie aus, „genieße das Leben mehr!"

„Ich brauche selbst noch die Solidarität mit den Trauernden, warme Freundschaften sind inzwischen entstanden", antwortete ich, „außerdem helfe ich gerne, ich gebe damit meinem Leben Sinn." Ich bin mit meinem Leben zufrieden!" „Du trauerst schon viel zu lang!", hörte ich aus ihren Vorschlägen, und dieses Bedrängtsein verstärkte meine Verteidigungshaltung. „Ich lese jetzt Bücher zur Lebenshilfe, sie bringen mir einen positiveren Blickwinkel", berichtete sie ein anderes Mal. „Um diese Art von Büchern mache ich heute einen weiten Bogen, Leben ist kaum steuerbar" – das war meine Antwort. Wie vor einem Gewitter zogen langsam die Wolken meines Unmuts herauf. „Was will sie von mir?"

Eines Tages machte sie einen Vorwurf mir gegenüber an einer für mich unbedeutenden Äußerung fest: „Du siehst alles so negativ, du nimmst mir Freude!"

Das war es also, wofür sie schon länger Beweise gesammelt hatte! Was an Tragik auch nur an sie rührt, belastet sie! Sie wollte möglichst viel Positives wahrnehmen. Es war ein Argument, das mich besonders traf und das meinen blinden Ärger voll entfaltete: „Ich passe einfach nicht zu dir! Ich habe einen anderen Lebenshintergrund wie du, von dem aus handle und denke ich! Begreife es doch! Ich bin nicht der Mensch, der dir eine heile Welt vorspielen kann. Ich glaube, du hast nie wirklich Schweres erlebt!"

Nun aber hatte ich den Bogen überspannt! Gerade das, was ich immer vermeiden wollte, nämlich mich mit meinem Lebenswissen überlegen zu geben, hatte ich nun ausgesprochen! Es darf mich nicht wundern, wenn sie mich als „überheblich und beleidigend“ empfand.

„Es war wichtig, dass wir unsere Grenzen abgesteckt haben“, versuchte ich zu mildern, aber der Bruch war unvermeidlich geworden.

Nun begriff ich. Auch wenn ich über Jahre versucht hatte, meine eigenen Verletzungen und seine Folgen zu unterdrücken, war es mir nicht auf Dauer gelungen. Es war eine Kluft zwischen uns gewachsen, ganz von allein. Konnte diese Freundin nicht verstehen, dass ich nur ganz langsam wieder ins Leben fand und meine Aufnahmefähigkeit daher sehr begrenzt war? Dass mir das Dasein für andere lange mehr bedeutete als meine eigene Freiheit? Sie wusste vermutlich nicht, dass erst mein eigener Leidensdruck die Geduld für diejenigen geschaffen hat, die mich brauchen. Konnte sie Einsicht haben für meine manchmal unvermeidliche Bitterkeit? Es ist schwer für einen Menschen, die Härte gerade seines Lebens anzunehmen. Es tut gut, wenn sie durch Verständnis gemildert wird. Heute, da sich die Schleußen des Lebens für mich wieder geöffnet haben, kann ich sie und ihre Interessen wieder besser verstehen.

3) Meine entstandene große Skepsis erschwert den Gleichklang mit Menschen

Vor dem oben erwähnten Problem, meine realistische Lebenssicht auszusprechen, stehe ich oft. Es nimmt mir ein Stück Spontaneität:

Auf einer Wanderung erzählte ich einer jungen Nichte, einmal Spielgefährtin und später Vertraute Herwigs, dass ich mir zur Zeit Gedanken mache über den Sinn des Leides. „Natürlich hat Leiden Sinn“, betonte die junge Frau, die gerade in einer therapeutischen Ausbildung stand, „ich habe eine Methode kennen gelernt, die diesen Sinn deutlich macht.“ Ich fragte sie nach einem konkreten Beispiel für Leid, das sie meint. „Wenn man durch seine Nase verunstaltet ist“, antwortete sie. Ich wies sie auf Themen der Leidenserfahrung hin, die mich beschäftigen, die den Zerfall eines langsam aufgebauten Lebensgefühls zur Folge haben. „Ein schweres Leben ist oft die Folge falscher Entscheidungen“, erklärte sie mir. „Außerdem ist es wichtig, allen Erscheinungen des Lebens die positive Seite abzugewinnen!“

„Das Leben ist komplexer als du denkst!“, hätte ich gerne mit einem Aufschrei geantwortet, „auch ich hatte einmal die Sicherheit des Wissens wie du.“ – Wir haben uns nicht getroffen in unseren Gedanken. Aber hätte ich ihr meine Erfahrung vermitteln können?

Als meine Skepsis noch ganz unvermittelt aus mir ausbrach, machte ich mir oft den Vorwurf: „Ich zerstöre das Gleichgewicht von Menschen.“ Dieses Empfinden addierte ich zu meinen damals noch erdrückenden Schuldgefühlen, was mich in Bezug auf meine Selbsteinschätzung noch mehr verwirrte. Heute bin ich sehr vorsichtig in meinen Argumenten, besonders jungen Menschen gegenüber. Sie haben das Recht auf das langsame Wachsen ihrer Reife, das viel Lebensoptimismus benötigt. Auch habe ich genügend positive Weltsicht aufgebaut, um mit ihr aufzuwarten.

Dennoch gelingt mir das Verschweigen meiner Lebenserkenntnisse nicht immer und immer folgt nach derartigen Äußerungen ein schlechtes Gefühl, obwohl ich nur meine Erfahrungen ausspreche und einfach mit mehr Realität im Leben stehe. Ich muss diese leben, andere bleiben davon vielleicht verschont. Warum sie beunruhigen?

4) Ich habe Mut zur Verteidigung gewonnen

Seit jeher konnte ich mich schlecht verteidigen, aber was meinen Sohn und meine heutige Lebensgestaltung betrifft, darin bin ich sehr sicher geworden. Die Liebe zu meinem Kind und die Bedingungslosigkeit, mit der ich meine Werte verfolgen muss, haben mich stark gemacht. Ich bin stolz darauf, eine riesige Lebensanforderung geschafft zu haben, indem ich den Verlust meines Kindes annehmen lernte und dadurch wieder Lebensqualität erhielt. Es hat mich ein großes Stück wieder mit mir selbst versöhnt.

Auf die Frage nach meiner momentanen Tätigkeit antwortete ich einer kinderlosen älteren Frau, dass ich noch immer an der schriftlichen Auseinandersetzung mit dem Schicksal meines Sohnes und meinem eigenen Leben bin, immer wieder auf einer anderen Ebene. Das Schreiben befreie mich aber immer mehr. Ihre Miene straffte sich daraufhin, und es brach aus ihr heraus: „Es ist verantwortungslos, sein Leben hinzuwerfen und der Mutter diese Last aufzuerlegen! Es gibt so viele Möglichkeiten im Leben, dieses zu bewältigen! Ich war auch oft unglücklich, aber so etwas hätte ich meinen Eltern nie angetan!“

„Es gibt Menschen, die sich vom Leben überfordert fühlen und die den Glauben an sich verloren haben, die auch von den Eltern keine Hilfe mehr erwarten“, antwortete ich ganz ruhig, erstaunt, dass ich es vermochte. Noch in der frühen Trauerzeit berichtete ich in einer Rundfunkaufnahme offen von meinem Schicksal. Da es eine Life-Sendung war, gingen Anrufe ein. „Was waren Sie für eine Mutter“, musste ich anhören, „dass Ihr eigenes Kind kein Vertrauen zu Ihnen hatte! Meine Kinder kommen mit allen Sorgen zu mir ...!“

„Keiner kann für einen anderen Menschen garantieren, auch die Mutter nicht für ihr Kind. Das Leben ist zu vielfältig, um ganz durchschaut zu werden“, war meine gelassene Antwort. Ich bin stolz darauf, dass sie mir in dieser Form gelungen ist, denn damals waren verzweifelte Tränen oft die letzten Appelle an Verständnis.

Familientreffen

Vertraute Menschen wieder um mich
und ein Lachen der jungen,
du aber fehlst.

Einmal warst du einer von ihnen
und gabst mir das Recht, dazuzugehören.
Jetzt aber sind meine Hände so leer.

Neue Wege blättern sich auf,
die du nicht mehr kennst.

Die Zeit verwandelte die Kinder von damals,
sie vermissen dich nicht.

Ich sehe die Menschen im Licht,
mein eigener Schatten hält mich im Dunkel,
meine Sehnsucht verhüllt mir den Blick immer mehr
und verzerrt die umgebenden Stimmen.

Ich bin im Abseits.

Ist es auch Neid?
Eine Erklärung an dich, meine Schwester

Vor einigen Monaten hatte ich dir von meinem geplanten Aufenthalt im kleinen Dorf berichtet, in dem ich Herwig das letzte Mal verabschiedet hatte. Du liebst es wie ich, haben wir doch beide unsere Kinderjahre und viele gemeinsame Urlaube dort verbracht. „Ich komme dich besuchen", meintest du, „die Kinder werden mitkommen!" Meine erste Reaktion auf diese Mitteilung war nicht Freude, sondern eine innere Bitte: „Trag mir den Schmerz nicht nach!" Hatte doch Herwig kurz vor seinem Verschwinden mit deinen Töchtern und anderen jungen Menschen eine ausgiebige Wanderung im Umfeld des Dorfes gemacht, und das nicht das erste Mal. Schon in den Kinder- und Jugendjahren begegneten sie sich dort. Das Leben deiner Kinder hat sich inzwischen aufgefächert und Herwigs Spur liegt im Dunkeln. Fröhlichkeit würdet ihr mit euch bringen, das wusste ich und das fürchtete ich. Ich sprach aber diese Gefühle nicht aus, ich schwieg.

Warum wird mir gerade im Zusammensein mit deinen Angehörigen mein Schicksal und mein Verlust deutlicher als in fremden Familien?

Das Leben hat mich bisher wesentlich härter getroffen als dich. In jungen Jahren hatten wir fast zur selben Zeit geheiratet und unsere ersten Kinder bekommen. Du hattest mich damals ein wenig um mein dir größer scheinendes Glück beneidet, das von keinerlei Konflikt getrübt war. Du lebst heute noch in deiner Ehe, erwähnst stolz die Stufen, auf denen du darin aufwärts gegangen bist. Der Tod ist dir nicht hautnah begegnet (es sei denn im Tod unserer schon betagten Mutter). Deine Kinder gehen ihren Weg gut und halten engen Kontakt. Sie erlauben dir, Einfluss auf ihr Leben zu nehmen. Gesunde Enkel bevölkern dein Haus. Du bist sehr darauf bedacht, mich teilhaben zu lassen an deinem Leben und dem der Deinen, gibst mir das Gefühl, eingebunden zu sein in eine große Familie. Und dennoch leide ich so oft darin! Deine Tochter Heike sieht Herwig ähnlich, hatten beide doch teilweise dieselben Vorfahren! Beide waren als Kinder sehr verbunden im Spiel, das Mädchen riss Herwig mit in seine Phantasie. Sie verkleideten sich gerne, und auf Autofahrten hörte ich ihrem Frage- und Antwortspiel aufmerksam zu. Heike ist nun Mutter, und ihr kleiner Sohn gleicht Herwig wiederum mit seinem dunklen Haar und in seiner Lebendigkeit. Nachmittags möchte er ausgefahren werden und seine kleinen Ärmchen schwenken vor Begeisterung mit, wenn der Wagen Hindernisse überwindet. Sein Leben öffnet sich weit in eine neue Zukunft.

Lange schon denke ich über meine Belastung in deiner Familie nach, die mir doch auch wesentliche Geborgenheit gibt. Das Messen des eigenen Lebens mit dem anderer ist wohl ein unvermeidlicher menschlicher Zug. Und das, was ich fühle, ist das auch Neid? Aber wäre Neid nicht Missgunst, ein greller Blitz, der etwas zerstört sehen möchte? Dabei möchte ich dich geradezu schützen vor Verlusten, wie sie mich getroffen haben, weiß ich doch um meine wesentlich größere Stärke in deren Bewältigung.

Auch wenn der Schmerz mich bedrängt, empfinde ich große Mitfreude mit dir. Dein kleiner Enkelsohn, der erste Bub nach Herwig in der Familie, hat seine ersten Schritte gerade an deiner Hand gemacht! Wenn ich mit ihm zusammen bin, dringt auch mein Mutterglück wieder aus der Tiefe, gleichzeitig aber weiß ich um den Ausgang dieses kleinen Lebens. Verwirrt und aufgewühlt bleibe ich zurück, um in meinen eigenen Räumen wieder in alten Fotoalben zu blättern. Ich möchte diese Verwirrung meiden, und doch suche ich sie immer wieder. Sie sind die Spuren meines Kindes. Muss ich doch alle seine Altersstufen im Abschied durchleiden.

Du hast es oft schwer mit mir. Wenn du manchmal das Leben zu freudig siehst, das positive Deuten aller seiner Erscheinungen zeichnet dich aus – begehre ich auf, weise hin auf mein Leben auch in der Gegenwart, auf die Sorgen um mein behindertes Enkelkind, appeliere an dein Begreifen. Erschrocken bist du jedesmal darüber, und ich rufe mich dann zur Vernunft. Was erwarte ich von dir? Mitleid? Ein immerwährendes Erwähnen meiner Situation? Will ich dich auch in die Unfreiheit treiben?

Ich weiß, dass dich mein Leben bewegt, dein Mitgefühl drückt sich darin aus, wie du mich umsorgst. Ich weiß aber auch, dass du meinen Schmerz nie nachfühlen kannst. Wie sollst du wissen, wie oft eine Erinnerung ausgelöst wird? Wie oft mein Versagen bei mir anpocht, wenn ich dein Verhalten erlebe? So gibst du mit vollen Händen, ich habe lange mein Hab und Gut ängstlich zusammengehalten. Ich hätte Herwig mehr zugestehen sollen! Du bist eine fröhliche Mutter, die den Tisch reichlich deckt und damit Wärme in die Sinne bringt, die ihre Kinder Tag und Nacht großzügig umsorgt. Ich musste zeitlebens mit meinen Kräften haushalten, lebensfremd bin ich immer geblieben, die Erziehung zur Eigenständigkeit meiner Kinder war mir nicht nur eine Überzeugung, sondern auch Notwendigkeit. Für mich vordergründig war seit jeher das Innenleben von Menschen, dem du aber mit Scheu und Zurückhaltung begegnest. So war, wie unsere Anlagen und unsere Wege zu den Menschen, auch unsere Vorstellung von Erziehung immer verschieden. Hast du es besser gemacht?

Manchmal sprichst du von Herwig, der dir sehr nahe gestanden hat und den du auch in deine Fürsorglichkeit eingebunden hast. Ich darf es nicht vergessen.

„Ich habe versucht, ein Foto von ihm aufzustellen, aber ich kann es nicht!", erzähltest du mir. Diese Aussage war für mich wie eine überraschende und innige Umarmung.

Auch wenn deine eigenen Belastungen kaum nach außen dringen, bist du sicher nicht frei davon. Jedes Leben hat seine Schwere. Du kennst die größeren Lasten nicht, um Vergleiche zu ziehen. Aber mir hat das Leben in stärkerem Maße eine Freiheit verbaut als dir: die Freiheit an der ungetrübten Teilnahme am Glück anderer.

„Menschwerdung durch Überwindung" – diesen Gedanken hatte ich mir einmal notiert. Vollwertiger, ja glücklicher werden durch Überwindung von Begehren – das ist einsichtig. Aber diese Menschwerdung ist oft ein bitterer Weg. Ich habe mir fest vorgenommen, den süßen kleinen Moritz und sein noch nicht geborenes Brüderchen abzutrennen von meinen schwermütigen Vergleichen und sie als ganz neue Menschlein zu sehen, so wie ich es auch bei meinen Enkeltöchtern versuche.

Der Schmerz
ist ein baumloser Sommer.
Auch der Schatten,
den die Erinnerung spendet,
brennt.
Christine Busta

Aufzeichnung 1994: Mein Inneres hat wieder Sicherheit erlangt

Wenn ich in Gedanken das vergangene Jahr vorbeiziehen lasse, ist es vor allem eine Aneinanderreihung von Bildern aus der Natur, von Bergen und Ausblicken von Bergen herab, einigen Bergseen und eines Sees großen Ausmaßes. Ich sehe Bäume, Wiesen in den Farben und Gestaltungen der Jahreszeit. Die Empfindungen, die diese Gefühle mitbedingen, sind die einer inneren Weite und Zufriedenheit, eines Staunens und einer Dankbarkeit.

Mein Inneres hat wieder Sicherheit erlangt und meine Sinne fangen wieder ein. Ich habe mich wieder als beziehungsfähig erwiesen. Ich kann diese außergewöhnliche Begegnung nicht als Fügung durch eine höhere Kraft deuten, ich nehme sie an als zufälliges Ereignis, wie es eben Menschen manchmal geschenkt wird. Meinem eigenen Leben bringt diese Erfahrung einen Ausgleich, der aber meine Gesamtinterpretation des menschlichen Lebens als eher leidvolles nicht verändert. So viele Menschen erfahren diesen Ausgleich nicht. Oder müssen wir auch die leisen Schönheiten des Lebens mitbewerten, die ein Leben durchziehen? Dürfen wir ihre Summe nicht vergessen?

Der Schmerz um dich ist nicht mehr an der Oberfläche, mein Kind, er absorbiert nicht mehr all mein Erleben. Ich fühle deutlich, dass dieses an Eigendynamik gewonnen hat. Dennoch bist du immer gegenwärtig, tief in mir. Du prägst nach wie vor mein Lebensgefühl, gibst ihm eine Tiefe und Schwere. Du bist der Schatten geworden, der mich begleitet. Du bist der schwarze Kern in meinem Inneren, um den sich alles Erleben lagert. Den Schmerz um dich zu vermissen käme einem Entzug meiner Lebenskraft gleich. Ich würde Halt und Stütze verlieren. Ich würde mich ausgehöhlt wie eine Schale empfinden. Ich würde in mich zusammensinken. Manchmal, wenn der Schmerz nur mehr leise spürbar ist, zu leise, dann steigt das Gefühl des Verlustes. Dann wird es Zeit für mich, mich in Isolation zu begeben, etwas drängt mich, das Wesentliche meines Lebensgefühls wieder heranzuholen. Die Stille um mich fängt dann die Gedanken um dich wieder ein, lässt in mir das Bewusstsein hochkommen, dass ich ganz allein eine Last trage, die ich mit niemandem teilen kann, die mir Energie abverlangt und auch wieder schenkt, die mein Gleichgewicht des Lebens mitbedingt, eigentlich hält. Manchmal sind in einer derartigen Isolation Gefühle gar nicht benennbar, eine Leere in mir ist aussagekräftig genug, um mich zur Mitte zu führen.

Es geschieht aber auch oft, dass ich vor zu heftigen schmerzlichen Berührungen davonlaufe, dass ich dann Ablenkung suche. Ich ertrage und suche nur den dumpfen, konstanten Schmerz. So fällt es mir heute sehr schwer, mit anderen betroffenen Eltern über das Leben unserer Kinder zu sprechen. Zu viele Ähnlichkeiten finden sich darin, zu sehr betrifft mich deren Leidensdruck. Der Austausch unserer Empfindungen und Erfahrungen führt zu einer Verstärkung schon in der Tiefe versenkter Gefühle, die nichts vom Grad ihrer Schmerzhaftigkeit eingebüßt haben. Dieselben Schmerzen nochmals zu durchleiden erscheint mir heute als unerträglich.

Das Leben hält mich, doch ist mir das Nicht-mehr-Sein unendlich vertraut. Wenn mir das Leben wieder eine neue Bürde auferlegt – und als solche empfinde ich sehr rasch eine nur mittelmäßige bis geringe Anforderung – habe ich große Sehnsucht nach jenem dauernden Stillstand, den ich erhoffe. In ein neues Leben einzugehen erscheint mir als Last, mit meinen Erdensinnen wohl an meiner Erdenerfahrung gemessen.

Ich nutze mein Leben, so gut ich kann. Neugierde besteht vor allem in der Suche nach Sinnzusammenhängen. Ich bewege mich sehr im Reich der Literatur, das mir das Wichtigste im Geistigen geworden ist. Lebensaussagen direkter Art fordern mich zum Vergleich. Manchmal greife ich auch wieder zur Philosophie wie in jungen Jahren. Gedichte zeigen mir immer wieder erahnte Dimensionen von Sinn und Ordnung. Ich sammle diese Bruchstücke des Sinns, den Menschen in bestimmten Situationen erfahren und oft wieder widerlegen. Die darstellende Kunst, zu der hin mein Interesse wieder zögernd erwacht, zeigt mir Angebote von Sinnzusammenhängen auf einer anderen Ebene.

Aus der Beschäftigung mit Religionen habe ich mich ziemlich entfernt. Ich brauche unmittelbare Erfahrungen, nur sie erwecken Überzeugungen, zumindest für kurze Zeit.

Im Grunde sind wir Menschen Blinde, die sich durch das Gestrüpp des Lebens tasten. Nur manchmal ist eine angenehme Weite darin, nur manchmal. An uns Menschen liegt es standzuhalten und einander zu helfen, diesen Weg durch das Leben zu bewältigen, der ins Ungewisse führt.

Ein wichtiger Halt für mich ist Stille und meine eigene Einsamkeit, in die ich immer wieder zurückkehren muss. Sie erlaubt mir eine gewisse Ordnung des Erlebten, die immer wieder nötig ist. Jeder Tag bringt neue Nuancen des Lebens, neue Erkenntnisse, die ich in Worte fassen muss.

Noch gibt es starke Turbulenzen in meinem Geist, in meinem Gefühlsleben. Ich ersehne mir eine konstante Gleichmäßigkeit meiner Gefühlslage, eine geringere Verletzbarkeit, ich möchte meine Angst verlieren vor neuen Schmerzen, ich möchte mein Schutzbedürfnis vor neuen Eindrücken aufgeben. Aber bedeuten nicht gerade Bewegungen „Leben“?

Ich glaube nicht, dass ich geschützt bin davor, dass das Leben mir nochmals jede Ordnung nimmt. Und doch: vielleicht stürze ich nicht mehr SO tief. Ich habe so vieles schon einmal durchlitten.

Aufzeichnung Ende 1994: Und wenn du nicht tot bist?

Mein geliebter Sohn,

fünf Jahre habe ich dich nun beweint, habe ich versucht, von dir Abschied zu nehmen. Und dennoch drängt sich mir in letzter Zeit immer häufiger die Frage auf: und wenn du nicht tot bist? Und wenn du eines Tages wiederkommst? Wie stehe ich dann zu den Jahren meiner intensiven Trauer, zu all den Schmerzen, die sich den Weg durch mich gebahnt haben, die mich zweifeln ließen an jeder Sinnhaftigkeit meines Tuns, die mich so lange gefangen hielten in einer Welt der Trostlosigkeit?

Nichts anderes kann ich sagen als dies: all die Jahre würden sich zu einem schrecklichen Albtraum verdichten, aus dem ich nun endlich erwacht bin.

Wärest du wieder bei mir, so würde mir scheinen, mein Leben hätte keine so grausame Unterbrechung erfahren, es sei in einer Kontinuität verlaufen, so wie ich sie erwartet hatte. Du würdest nun voll erwachsen sein, ein junger Mann, der sich seinen eigenen Weg gebahnt hätte, allein, ohne vertraute Hilfe. Du hättest all den Erschwernissen deines Lebens getrotzt und dich als lebensstark erwiesen. Ich hätte mich getäuscht.

Es könnte natürlich auch sein, dass du wiederkehren würdest als gebrochener, kranker Mann. Aber du würdest leben und mir eine Chance geben, dir zu helfen. Ich hätte in all den Jahren meine Beziehung zu dir geprüft, wir könnten viele Unsicherheiten miteinander klären, wir könnten einander helfen, Vergangenes besser zu verstehen. Du hättest dich in anderen Welten erprobt. Deine Rückkehr wäre Hinweis genug, dass du meine Nähe wieder suchst.

Wie leicht wäre es für mich dann, dich wieder in die Freiheit zu entlassen! Würdest du plötzlich wieder vor mir stehen, würde ich dich, durch das durchlittene Leid zu größerer Tiefe und Reife fähig, in unendlichem Glück in die Arme schließen.

Ich kann nicht mehr daran glauben, dass diese Phantasien einmal Wirklichkeit werden könnten, auch mein Unbewusstes spricht in seiner eigenen Sprache: bist du mir bisher in meinen Träumen immer lebend erschienen und hast versucht, gemeinsam mit mir neue Wege zu finden, erscheinst du mir in letzter Zeit darinnen nur mehr tot.

Deine Mutter

Und doch gibt es Ordnung

Nein,
nicht leben ein weiteres Mal!
Und doch gibt es Ordnung,
den vielleicht nur vermuteten Sinn.

Wieder spüre ich Dank
wenn ich erlebe
Natur.
Das Leid
eingebettet ins Ganze des Lebens
es leuchtet grell.

Es gibt Kinder
Es gibt Liebe.

Der Mensch
braucht die Hand
des gewandelten Menschen.

Hättest du das Leid mit mir geteilt? Eine Frage an meinen verstorbenen Mann

Dicht gedrängt erlebe ich nun als alternde Frau die Vergangenheit, oft vermischt sich alles in einem Wirbel: meine eigene Kindheit, meine Jugend, mein Werden und Sein. Unglaublich erscheint es mir, dass 19 Jahre zwischen dem Heute und deinem Tod liegen. Es dauerte Jahre, bis ich langsam aus unserem 23 Jahre dauernden gemeinsamen Leben ausgestiegen war. Trauer und Mitleiden bestimmte diese Zeit und wachsendes Verständnis für dich, ein dankbares Annehmen unserer guten Zeiten. Der Verlust Herwigs nach sechs Jahren aber riss dein Leben wieder auseinander und konzentrierte es auf einen Punkt: auf dein Vatersein für den Sohn. Nun war ich kompromisslos geworden in meiner Not, und alles, woran es Herwig gemangelt hatte, kam in krassesten Farben auf mich zu.

„Jetzt wäre unsere Ehe endgültig zerbrochen!", dröhnte es in mir. Wie sehr hatte ich dich all die Jahre damit bedrängt, dass Herwig der Vater fehle, dass wir über Möglichkeiten sprechen müssen, ihm zu helfen! Er hatte immer um dich geworben! Er hatte kaum männliche Zärtlichkeit erfahren, viel zu wenig Beachtung und Anerkennung, du hattest ihn nie dazu ermuntert, mit einem Mann Konflikte zu bearbeiten. Er hatte nur Leistung erlebt, der er nicht gewachsen war. Wie hätte sich Herwig von der Mutter lösen können ohne den stützenden Arm des Vaters! Die Fremdheit zwischen euch beiden gipfelte in den Sterbewochen, als du in unserer Wohnung wie ein stummer Schatten am Sohn vorüberglittest. „Es ist mir peinlich, wenn ich Vater begegne", klagte er. „Erfülle die Pflichten des Mannes, wenn du mit deiner Mutter allein sein wirst!" – das gabst du deinem Sohn mit, nicht ahnend, wie wenig er dem Leben gewachsen war.

Obwohl ich viele Jahre das Versagen vorwiegend bei mir suchte, hielt die Anklage dir gegenüber lange an. Erst jetzt kann ich größere Zusammenhänge wieder heranlassen und urteile milder. Davor liegt die Zeit einsamer Reflexion, der unzähligen Erfahrungen des wieder Lebenkönnens, der völligen Überprüfung des Geschehenen. Hatte ich dir in den frühen Jahren der Kinder vielleicht auch Chancen genommen? Meine Art der Erziehung war anders als deine, und deine Angebote an sie oft weniger verlockend. Hatte ich nicht oft den falschen Zeitpunkt für eine Aussprache gewählt? Ich hatte sehr wohl deine in den letzten Jahren oft hilflosen Versuche bemerkt, mit Herwig ins Gespräch zu kommen, aber jede Spontaneität zwischen euch schien damals schon erstickt. Den Tod schon in deinen Augen, hatte es dich noch beschäftigt, kein Geburtstagsgeschenk für deinen Sohn besorgen zu können. Wart ihr nicht wesensmäßig zu verschieden? Hatte ich an dich Forderungen gestellt, die ich an meinen eigenen Möglichkeiten als Frau gemessen hatte? Haben Männer und Frauen nicht einen anderen biologischen Code? Welche Erfahrungen brachtest du aus deiner eigenen Kindheit mit? War deine Gefühlsverhaltenheit nicht auch Scheu? War es immer leicht gewesen, die Verantwortung für die wirtschaftliche Sicherheit deiner Familie zu tragen?

An die Tragweite unserer Entscheidung zu denken, lag uns völlig fern, als wir uns füreinander entschieden. Das „lebenslang" war für uns eine erwünschte Sicherheit. Das Glück war wie ein Komet in unser beider Leben gefallen. In allem, was wir taten, schienen wir übereinzustimmen. Die Heirat knüpfte recht eng an unser Kennenlernen. Ich bewunderte die Selbstverständlichkeit, mit der du Aufgaben anpacktest, und ich hatte Achtung vor deinem Pflichtgefühl, wodurch du dich von anderen Kommilitonen abhobst. Eine gewisse Kindlichkeit, mit der du fröhlich und leicht sein konntest, ließ mich dich lieben und deine Unerfahrenheit in zwischenmenschlichen Bereichen rührte mich. Andere Eigenschaften traten in den Hintergrund. Welcher junge Mensch durchschaut die Ansprüche des Lebens? Wie vielen Ansprüchen kann ein Einzelner überhaupt gerecht werden? Kinder krönen eine Ehe – diese Ansicht trug ich in mir, ich setzte sie bei dir voraus, und du setztest nichts dagegen. Die Erziehung würde ich vorwiegend als MEINE Aufgabe bewältigen, damit war ich einverstanden. Das Leben lag klar und überschaubar vor uns.

Als Studenten desselben Faches hatten wir geheiratet, als du mitten in der beruflichen Karriere standest und wir zwei Schulkinder hatten, war ich zu eigenem Leben und seiner Beurteilung erwacht. Die Frauenbewegung hatte Möglichkeiten und Mängel von Vätern ans Licht gebracht und ich fand sie in unserer Ehe wieder. Die Aussprache in der Familie bekam einen vorrangigen Stellenwert. Schon länger gewachsene dumpfe Gefühle der Unbehaglichkeit in mir gewannen nun Konturen. Unsere Interessenschwerpunkte hatten sich geteilt und damit auch die Wege, das Leben anzupacken.

Bei mir standen die Kinder seit ihrer Geburt im Mittelpunkt meines Lebens. Meine eigene Kindheit floss ein in die ihre, und mein Wissen aus unserem Studium wurde an ihrer Entwicklung lebendig. Jahrelang besuchte ich Spielplätze, beobachtete die anderen Kinder, sprach mit Müttern. Begleitend las ich Bücher über Erziehung und das Wesen des Kindes, die in großen Mengen neu auf den Markt kamen. Diese Erfahrungen veränderten mich.

Da du sehr viel für dich behieltest, blieben mir deine beruflichen Ansprüche, die dich mit viel Schaffensfreude erfüllten, recht fremd. Sie waren die der Durchsetzung, des Überblickens und Gestalten von übergreifenden Strukturen. Mitarbeiter mussten diesen Strukturen angepasst werden. Weltweit musstest du die Wirtschaft in ihrer Wandlung verfolgen, viele Auslandsreisen waren nötig. Deine Entfaltung geschah vorwiegend unter dem Zwang der äußeren Bewährung. Du durftest dich in keiner Weise angreifbar machen, Lebensschwäche hatte da keinen Platz. Als ich mich auch außerhalb der Familie einer therapeutischen und lebensbegleitenden Tätigkeit zuwandte, die eine eigene, sehr bewusste Sprache und Beobachtung erforderte, wurde unsere unterschiedliche Prägung, wohl auch Veranlagung, unübersehbar. Menschen in Krisen traten an mich heran, fremde Familienstrukturen öffneten sich. Einfühlung wurde von mir verlangt, Behutsamkeit und menschliche Annahme, nicht Bewertung nach Tüchtigkeit. Als „zu blumig" hattest du meine Sprache kritisiert, ich die deine als „ungenau und hart". Dass ich meine Erziehungsaufgabe übertreibe, damit hattest du mich schon in den frühen Jahren der Kinder getadelt. Ich warf dir vor, dich aus allem menschlichen Fragen herauszuhalten. Klärende Gespräche gelangen nicht, wir rieben uns nur wund aneinander.

Hättest du das Leid mit mir geteilt? Hätten wir nach Herwigs Verschwinden wieder eine Brücke aufeinander zu bauen können? Hättest du meiner Sichtweise mehr Aufmerksamkeit geschenkt oder hättest du Herwigs Scheitern verurteilt? Hätten wir uns in – vielleicht stummen – Schuldzuweisungen zerrieben?

Wären dir all deine Verluste noch deutlicher geworden, die mein intensives Muttersein für dich bedeutete? Hättest du mir „Verwöhnung Herwigs" vorgeworfen und seine Folge? Der Aufgabenbereich im Beruf hätte dir kaum eine Pause zur Reflexion gestattet. Pflichterfüllung und Selbstdisziplin war der Schwerpunkt der Erziehung unserer Zeit gewesen, selbstverständlich gemacht durch das Vorbild der Eltern. Die Ernährerrolle der Familie durch dich als Mann (die mir mein Leben auch sehr erleichterte) war durchzuziehen, der Erfolg im Beruf war dir Lebensziel. Ich vermute, du hättest dich noch mehr in Arbeit gestürzt und deine Gefühle eingeschnürt. Deine Lebenssicht war immer ohne Schnörkel gewesen: es gilt nur die jeweilige Gegebenheit. Sie gilt es zu bestehen. Das ist jeglicher Sinn. Mehr gibt es nicht.

Meine Trauer hatte mich ohnmächtig gemacht. Mir war meine Arbeit unmöglich geworden. Mir ging es nur um Spurensuche und Klärung, um die Rettung meines zerfallenen Lebensgefühls. Unerträglich wäre jede Härte für mich gewesen, sie hätte immer auch unserem Sohn gegolten. Jeder feste Griff hätte meinen Körper zu Eis erstarren lassen, vor jedem lautem Wort wäre ich geflohen. „Aufheitern", „Ablenken" – diese Gedanken waren reine Bedrohungen für mich. Auf Reisen hätte ich meine leere

Hülle mitgenommen. Meine Sehnsucht ging nach leiser Berührung, nach wortlosem Verstehen, nach geduldigem Zuhören in immer denselben Themen. Erst ein wiedergefundener Lebenssinn würde mir eine neue Basis geben, so fühlte ich.

Obwohl meine Liebe ganz gegenwärtig war, als ich deinen sterbenden Körper über all die Wochen versorgte und auch du sie in kleinen Gesten spüren ließest, frage ich doch: wie war es möglich gewesen, dass zwei Menschen sich so sehr verlieren? Hätte ich meine Entwicklung heraus aus der Tradition verhindern können? Welchen Einfluss hätte die weitere Zeit gehabt? Die wichtigste Frage aber ist: hätte unser Einverständnis Herwig retten können?

„Des Lebens Ruf wird niemals enden“: Die nachgeborenen Enkel

„Des Lebens Ruf wird niemals enden“, sagt Hermann Hesse in einem Gedicht. Ich habe ihn immer gehört, leise werbend, klar und hell, öfter aber streng und unerbittlich. „Des Lebens Ruf und das Angebot seiner Erscheinungsformen“, möchte ich ergänzen. Jedes Enkelkind trägt zum Wunsch bei, mein Leben festzuhalten.

Zuerst wende ich mich an dich, kleine Lena. Du bist hineingeboren in die dunkleste Zeit meines Lebens. Ich hatte das „Lebendürfen“ in Frage gestellt und dem „Lebenmüssen“ den größten Raum eingeräumt. Jede Freude war noch überschattet von der Frage nach dem Lebenssinn.

Als mein zweites Enkelkind durfte ich dich sehr bald nach der Geburt sehen, und als du deine kleinen runden Augen zum ersten Mal geöffnet hast, hattest du mich schon gewonnen.

„Ich nehme dich mit großem Atem an, “ schrieb ich für dich. „Ich will dein Schicksal nicht erfahren, nicht die Neigungen deines Charakters. Habe nur kein zu schweres Leben!“

Als du noch nicht zur Schule gingst, hast du mehr Zeit als deine Schwestern bei mir verbracht, das Familiengeschehen erforderte es, und immer höre ich, dass du mir ähnlich bist, nicht nur im Äußeren. Das freut mich, denn ich schätze deine leisen, vorsichtigen Gesten, deine unaufdringliche, nachdenkliche Art. Heute sind wir beide „Schreiberinnen“, und wenn ich mit dir ein Kindertheater besuche, freue ich mich darauf wie du. „Du kannst mir einmal alle deine Bücher vererben", sagst du. Deine wirklichen Lebenswünsche sind aber noch verborgen und deine Begabungen noch fließend. Dass du dich mit besseren Kräften als ich dem Leben stellen kannst, das wünsche ich dir.

Und dann kamst du, kleine Laura, ein neues Schicksal weitet meine Erfahrungen aus.

Als junger Mensch hatte ich einige Praktika mit behinderten Kindern gemacht. Sie waren schwächer als ich und gaben mir Mut. Erst als Großmutter dringe ich aber wirklich in dieses „andere Leben" ein. Eine Kindheit in Zeitlupe läuft vor mir ab und dennoch ziemlich folgerichtig. Ein Entwicklungsschritt löst den anderen ab, baut auf den vorhergehenden. Diese Gesetzlichkeit lässt mich staunen.

Wie entsteht Sprache? Jahrelang waren deine Sinne weitgehend blind für das weiter liegende Umfeld, plötzlich reagierten sie. Immer hatte ich dir in einer Kirche eine große, holzgeschnitzte Madonna zeigen wollen, die unter ihrem Mantel Menschen birgt, aber immer hattest du dein Köpfchen weggewendet. Eines Tages warst du für die Aufnahme bereit, wenn auch nur für einen Augenblick, auch wenn du den Sinn nicht begriffen hast. Jede neue Erfahrung wird unzählige Male wiederholt und geduldig eingeübt.

Deine Freude geht tiefer, weil sie nicht an Bedenken gekoppelt ist. Keines der Kinder, die wie du auf einem Karusell mitfuhren, jauchzte und bewegte so heftig die Arme, um die Begeisterung zu betonen, keines hatte so leuchtende Augen. Für dich hatte sich ein Wunder aufgetan.

Warum starrte ich so lange auf die Intelligenz meiner Kinder, warum war mir ihre Förderung so vorrangig?

Deutlicher als andere Kinder weist du mich hin auf ein Ziel des suchenden Menschen: auf das bewusste Leben im Augenblick. Die Andersartigkeit und das Ausgeliefertsein deines Lebens begreifst du noch nicht. Wird es je sein?

„Ruht der Ahnensegen auf den Kinderwegen" – auf diesen Text eines Liedes bin ich gestoßen. War mir der Gedanke, in den Schoß seiner Vorfahren liebevoll aufgenommen worden zu sein, lange tröstlich für Herwigs unbekanntes Sein, so will ich euch, meinen Enkeln, schon heute meinen Segen aus dem innersten Herzen mit auf den Weg geben, auch eurer großen Schwester Hannah und eurem noch nicht geborenen Geschwisterchen, das gerade unterwegs ist.

Der Engel spricht

Gehorche. Was für ein Lohn dir bereitet?
Ich habe dir keine Verheißung zu sagen.
Dir zu Füßen ist Meer gebreitet.
Unberaten und unbegleitet
Mußt du das Wagnis des Petrus wagen.
Ob dich die Wellen wie Hände tragen,
Ob dir der Herr entgegenschreitet –
Ich weiß es nicht, und du darfst mich nicht fragen.

Werner Bergengruen

SINNFRAGEN – SINNANTWORTEN

Das Schwere des Lebens annehmen

Das Schwere des Lebens annehmen heißt:

Den Aufschrei nicht unterdrücken, der aus deiner Kehle kommt
Weiteratmen in einer Luft, die dich fast ersticken lässt
Die Wehrlosigkeit erdulden, wenn das Entsetzen zuschlägt

Das Schwere des Lebens annehmen heißt:

dich der Nacht überlassen
weiterreisen mit unbekanntem Ziel
das Umfeld mit wachen Sinnen verfolgend
am Abend die Augen zu schließen in dem Bewusstsein,
standgehalten zu haben
dich der Wärme nicht verweigern, die deine Starre umwirbt
ins Dunkel hineinhorchen nach feinen Tönen
oder aus ihm die Lichtpunkte filtern

Das Leben annehmen heißt:

seine möglichen Sinnpunkte immer wieder abtasten
Himmel und Erde lieben und ihre Geheimnisse achten
an dich heranlassen die Sicht einer Ordnung

Die Versuchung

Als mich die gewaltige Lawine des Schmerzes überrollt hatte, war die Versuchung riesig, das Leben zu verfluchen, seinen Sinn samt und sonders über Bord zu werfen, alles Aufkeimende niederzuschmettern und mit Füßen zu treten. Alle meine Mühe, mich dem Leben zu stellen, hatte sich als nichtig erwiesen, das Wertvollste meines Lebens war mir geraubt: mein Kind und mein Glaube daran, etwas bewirken zu können. Immer wieder schrie ich meine Enttäuschung hinaus in einen fremden leeren Raum. Chancenlos sind wir dem Leben ausgeliefert – diese Überzeugung wuchs in mir in ungeheure Dimensionen. **Aber der Sinn ließ sich nicht zerstören,** beharrlich bot er mir Widerstand. Er sprang aus den Sätzen, die ich schrieb und aus den Worten, die ich sprach. Aus den kleinen Blumen am Wegrand rief er mir entgegen, er drängte sich aus dem Vogelruf, den ich nicht überhören konnte und aus den Knospen, die sich in der Sonne entfalteten, aus dem Kind, das mich anlächelte und aus dem Greis, dem ich den Arm bot. Er wuchs wie Gras zwischen den Ritzen der Steine, er fiel auf mich wie ein nie erwarteter Lichtstrahl in einer dunklen Höhle. Ameisen gleich kroch er hervor aus den Fugen der Erde. Aus meinem Inneren wuchsen Fühler und fingen die winzigen Spuren ein, immer und immer wieder. Eines Tages hatte sich in mir etwas gerundet, und als ich endlich die Augen wieder voll öffnete, war das Licht heller und der Himmel weiter. Ich selbst fand mich wieder als **Teil eines größeren Ganzen,** in dem meine Fragen leise versickerten und aus dem sich warmer Trost auf meine wunde Seele legte.

Schuld und Versuch der Bewältigung

Diesem so drückenden Bereich möchte ich einige Feststellungen voranstellen: ich wurde durch keinen Abschiedsbrief entlastet. Stück für Stück habe ich Erklärungen zusammengetragen, die Herwigs Verschwinden bewirkt haben könnten. Herwig war zusätzlich belastet gewesen durch unser Familienleben. Meine Ehe war durch das Erwachen zu mir selbst und durch das bewusstere Wahrnehmen unserer Familienstruktur zwar lebendiger, dennoch konfliktreicher geworden. Dazu galt ich als Fachfrau für Lebensfragen. All dies wirkte erschwerend.

Ich gehöre zu den Menschen, denen durch ihre Anlagen von Kindheit an eine starke Verantwortung für ihr Handeln mitgegeben worden war. Es wurde mir zur Devise, Unklarheiten und Fehlreaktionen auf jeden Fall anzusprechen und zu klären, um ein reines Gewissen haben zu können und eventuelle Verletzungen durch mich rasch auszuräumen.

Mit diesem Hintergrund habe ich mich bis zu meinem 50. Lebensjahr für eine recht gute Mutter gehalten. Alle Schritte meiner Kinder hatte ich mit Sorgfalt beobachtet und mich dann für eventuelle Eingriffe entschieden. Oft genug war ich im Zweifel, welche Antwort oder welchen Rat ich ihnen geben könne, wie diese am besten zu formulieren seien. Ich war berührt, als ich nach Herwigs Verschwinden am Umschlag meines Tagebuchs Notizen von Fragen entdeckte, die ich nicht vergessen wollte, ihm zu stellen.

Nie wollte ich das Vertrauen meiner Kinder zu mir verbauen oder die Offenheit zwischen uns gefährden. Schließlich hatte ich zur Überzeugung gefunden, ich könne ihnen ihr Leben überlassen, dessen Gestaltung mir durchaus vertrauenswürdig erschien. Zweifel in Bezug auf Herwigs Leben, dunkle Blitze, die meine guten Gefühle immer ein wenig unterhöhlten, modellierte ich hin auf eine positive Sichtweise, die **auch** möglich war. Ich konnte zufrieden sein, hatte es besser als andere Eltern. So selbstgefällig war ich gewesen!

Eines Tages aber stand ich nackt und bloß vor der Wahrheit: Herwig hatte seit Jahren seine Nöte von mir ferngehalten, die immer drängender geworden waren.

Voll Entsetzen starrte ich nun auf ein Leben, in dem ich nur noch dahinvegetieren würde, atemlos vor Schuld, unfrei bis zu Ende. Ich hatte ein so wertvolles Leben entlassen, das sich allein nicht bewähren konnte, und ich hatte es nicht durchschaut! Stolz wie eine Gallionsfigur hatte ich meine Kinder hinter mir hergezogen und es nicht erkannt, dass mir eines davon immer mehr abhanden kam. Unzählige Situationen fielen wahllos über mich her, die ich hätte zur Rettung nutzen können, von mir nicht erhörte Hilferufe klangen Tag und Nacht in meinem Ohr, mein Ungenügen im Leben erfasste Handlungen und Einstellungen.

In mein Tagebuch jener Zeit habe ich geschrieben: *„Ich bin schuldig! Nun kommt die Zeit der Sühne! Schuld und Sühne, Buße und Reue. Buße wurde früher von außen auferlegt. Wie aber büße ich?“*

Und doch tat sich schon damals eine leise Hoffnung auf: wenn ich daran glauben könnte, dass am Ende unserer Tage so etwas wie ein Gericht über uns abgehalten werden würde, wenn wir einstehen müssten für unser bewusstes Verfehlen – ich könnte mit weit offenen Augen in die des Richters sehen und sagen: Ich habe immer nach meiner Überzeugung gehandelt, kein vorsätzlich meinen Sohn schädigender Gedanke ist mir bewusst. Es kann doch kein Fehler sein, den Lebenskräften seines Kindes zu vertrauen!

Hoffnung gab es vorerst aber nur ganz kurzfristig, sie war wie ein freier Atemzug, der sich aus einem unabsehbar lange vom Schmerz gemarterten Körper drängte. Schon erfahren im Bewältigen von Lebenskrisen wies sich mir immer deutlicher ein notwendiger Weg, der in mir aber helles Entsetzen auslöste: noch einmal musste ich mein ganzes Leben ordnen! Ich musste seine Zusammenhänge erkennen und alle meine Handlungen kritisch prüfen, nur so könnte ich sie richtig beurteilen. Ach, wie unendlich müde war ich in dieser Beziehung geworden! Eine schwere Krise hatte mich mit 40 zur Neuordnung gezwungen und drei Jahre darauf der Tod meines Mannes. Nun aber würde Herwigs Leben und mein Verhalten ihm gegenüber ganz und gar im Mittelpunkt stehen, das war wie ein Trost, denn meine Gedanken hatten keine andere Wahl.

Ich lebte plötzlich in völlig neuen Dimensionen, jede Aussage meines Kindes drängte sich riesig in den Vordergrund und ließ jede andere Tatsache unbedeutend werden. Meine Welt war verzerrt wie meine Erklärungen, meine Logik war mit anderen Maßen zu messen. Deswegen gab es kaum Antworten, die mich ruhig stellten. Mich überwältigende Gefühle von Schmerz, Angst, Zweifel wechselten mit Anklagen, suchtartig verfolgte ich Spuren und hoffte in der Umwelt auf Verständnis. Bald aber erkannte ich, dass ich meine anfangs geduldigen Zuhörer überforderte. Ich schrieb das Nötigste in Satzfetzen auf oder bannte es mit Farben auf Papier oder lief in die Natur hinaus und rang dort meine Gefühle mit Bewegung nieder.

Anfänglich verfolgten mich vorwiegend die Geschehnisse der letzten Zeit, doch eines Tages stieg ich ein in mein vergangenes Leben. Ich setzte mich, so oft der Drang in mir hochkam, an die Schreibmaschine und hielt meine Gedanken in Form eines Gespräches mit Herwig fest, ohne Konzept. Es war auch die Überlebenshilfe in der Zeit, als ich auf einen Käufer meiner Wohnung in Köln wartete und diese kaum verlassen konnte. Ich schrieb dann in Graz weiter, schrieb ein volles Jahr und wurde zunehmend ruhiger. Ich war eng mit meinem Kind verbunden und entwirrte gleichzeitig die Zusammenhänge meines Lebens. Fast unbewusst hatte ich mich einem heilenden Prozess anvertraut.

Beim Schreiben brauchte ich mich nicht nur auf meine Erinnerungen zu verlassen, ich konnte auf meine Tagebücher zurückgreifen. Schon während der ersten Lebenskrise hatte ich das Aufzeichnen von Gefühlen und Sichtweisen als wichtige Lebenshilfe erkannt. Sie speichern die jeweilige Gegenwart. So fand ich viele „Briefe der Sorge" um Herwig, die er aber nie zu sehen bekommen hatte. Wie viele Zweifel hatte ich in mir getragen, was seine Lebensbewährung betraf! Aus der bloßen Erinnerung waren sie geschwunden. Und immer wieder wollte ich seinem Handeln Vertrauen schenken, wollte ich meine Bedenken zurückhalten, machte ich ihm Mut zu seinem eigenen Weg. Doch, ich durfte hinter mir stehen in meinen Absichten als Mutter und Begleiterin. War doch auch das Sterben seines Vaters eine große Last für Herwig gewesen, die ich nicht beeinflussen konnte.

Es war mir durch das Schreiben gelungen, auch Herwigs Schritte in immer größeren Zusammenhängen zu sehen und mich als Mutter neu zu bewerten. Immer neue Aspekte taten sich auf, mein Leben zu betrachten, ja, das Leben überhaupt. Immer mehr Fragen erwuchsen und blieben auch offen. Dennoch wollte ich nach einem Jahr einen Schlussstrich ziehen, weil ich erkannte: Nun ist das meiste geprüft. Ich muss es annehmen, wie es war. Lebensabschnitte können nicht wiederholt werden! Ich kann nur das Beste aus meinem restlichen Leben machen.

Die Schuldgefühle holten weit aus bis in die frühe Kindheit und streng und unerbittlich war ihre Sprache, ganz offen und ohne Rücksicht auf mich wollte ich meine Verteidigung festhalten. Das war das Geringste, was ich tun konnte. Es war ein Eingeständnis meiner menschlichen Fehlbarkeit:

– *Warum hast du Herwig keinem Therapeuten anvertraut? Warum hast du keine Hilfe gesucht?*

Doch, ich habe daran gedacht, aber ich erinnerte mich an meine Jugend und wie ich allein zu mir selbst gefunden hatte, auch in späterer Zeit. Auch war Herwig später ziemlich verschlossen und wehrte Hilfe ab.

– *Und als er Kind war? Nach seiner schweren Verbrühung? Du musstest es doch wissen!*

Ich war zu unerfahren, antwortete ich, nach außen waren keine Störungen durch den Klinikaufenthalt erkennbar. Damals war es nicht üblich, Kinder ins Krankenhaus zu begleiten. Ich hatte aber sehr darunter gelitten, dass ich ihn nicht einmal besuchen durfte. Auch hatte ich ein weiteres Kind, das versorgt werden wollte. Meine Ausbildung hatte sich fast nur in der Theorie vollzogen.

– *Und für die zu frühe Einschulung? Welches Argument kannst du dafür vorbringen?*

Ich habe die Bedeutung von Intelligenz überschätzt und wusste zu wenig von sozialer Reife. Auch war ich arrogant, wollte keinen Rat annehmen.

– *Warum hast du ihn nicht zurückgestuft?*

Er hatte eine gute Lehrerin, die hinter ihm stand. Er hatte sich an eine Gemeinschaft gewöhnt.

Als schwach und ungenügend empfinde ich viele Antworten noch heute, und in unzähligen Dialogen in meinem Inneren haben sie sich abgespielt, immer wieder in ähnlicher Form. Es war, als ob das Räderwerk dieser unentwegten Wiederholungen allmählich Kerben in mir schlug, die

Einsicht und Annahme bewirkten und sich als hilfreich erwiesen. Schließlich liefen diese Dialoge fast automatisch in mir ab. Sie wurden mit der Zeit ein vertrauter Prozess, der meine Tiefe nicht mehr immerzu blutig riss, sondern sich darüber abspielte.

Heute dringen diese Dialoge nur mehr selten im Wortlaut durch. Noch immer messe ich Herwigs Leben am allgemeinen Alltagsgeschehen, am Ergehen anderer junger Menschen, prüfe ich mein Verhalten an dem anderer Mütter. Die Anklage überfällt mich als ein dumpfer Schmerz, eine Beklemmung, die Antwort ist aber keine Verteidigung mehr, sondern etwas wie eine Beruhigung meiner selbst: „Ich weiß, ich weiß .... !" Es ist die sich immer wiederholende Erkenntnis des Unabänderlichen und die damit verbundene Trauer.

Natürlich habe ich mir auch von außen Informationen eingeholt und sie in Zusammenhang mit meinen Schuldgefühlen gebracht. Ich las, führte viele Gespräche mit Betroffenen und ich beobachtete im Alltag. Ich sah das Heranwachsen meiner Enkelkinder bewusster und fand viele Verhaltensweisen an ihnen und ihren Eltern, die mir aus meiner Zeit vertraut waren, auch solche, die ich heute vermeiden würde. Es ist eine neue Generation mit wesentlich differenzierteren Erkenntnissen über Erziehung und über die Psyche des Kindes, und trotzdem bleibt jede Einflussnahme immer ein Versuch und ein Wagnis. Leben ist nicht einzugrenzen.

Zum Gefühl, für Herwig eine gute Mutter gewesen zu sein, habe ich nicht zurückgefunden. Das gehört zum Schmerzlichsten, was mir passieren konnte. Lange Zeit wagte ich nicht daran zu glauben, dass er meine Liebe überhaupt annehmen wollte. Erst durch die intensive Bearbeitung der vermeintlichen Schuld aber konnte ich sie freilegen von allen Bedenken wie ein ganz wertvolles altes Fresco, von dem man unzählige Schichten abgetragen hatte.

Eine Aussage Herwigs, als er 17 Jahre war und deren Tragweite ich damals (nach dem Tod meines Mannes) verdrängte, ist mir Trost und Hilfe:

„Wenn ich mir das Leben nehmen würde, hättest du ein Kind geboren, das sich dem Leben nicht gewachsen fühlte."

Diese Sachlichkeit fordert Einsicht. Herwig war überfordert vom Leben. Meine Verantwortung nimmt sie nicht.

Das Leben wird vorwärts gelebt und rückwärts verstanden.
Sören Kierkegaard

Aufzeichnung 1990: ... und nach dem Tod eines Menschen wird alles zur Schuld!

Immer wieder die Frage für mich: ***Warum ist das Leben so kompliziert? Warum brechen in manche menschliche Beziehungen oft so belastende Strukturen?*** *Was ist Liebe? Wie viele Faktoren hat selbst die Liebe zum Kind! Eigene Schwäche und Egoismus zwingen uns Bedingungen auf. Wir bekommen sie willentlich nicht in den Griff, trotz des Wissens von Zusammenhängen nicht. Warum bleiben andere Beziehungen so frei von Problematik?*

Habe ich in allen wichtigen Beziehungen versagt? Ständig kreisen meine Gedanken um mein Versagen in so vielen Bereichen. Ich war sicher darin, mein Herwig, dass unsere Distanz der Wohnsitze dir grundsätzlich gut tat. Als ich, einige Monate vor deinem Verschwinden, auf die Frage eines Bekannten, warum du Köln verlassen hättest, in deiner Gegenwart antwortete, dass es „Mutterflucht" gewesen sei, lobtest du mich für diese Antwort. „Lösung geschafft!" frohlockte ich. Unser Zusammenleben war oft sperrig geworden, waren wir auch bis zur Pubertät meist „ein Herz und eine Seele" gewesen. Ich konnte mich nicht heraushalten aus deinen Belangen und du wehrtest dich. Ich kam auch mit deiner Heftigkeit schwer zurecht, mit der du manches Gespräch zerschlugst. Sie war oft ganz unerwartet für mich. Ich wurde unsicher dir gegenüber, länger mit dir etwas zu unternehmen wurde ein Wagnis.

Auf der einen Seite litt ich unter meinem gering gewordenen Einfluss, auf der anderen Seite hatte ich volles Verständnis für deine Angriffe, musstest du dich doch von mir lösen. Auch ich, eine sanfte Natur, kannte die bei mir plötzlich auftretende, oft nicht zu erklärende Abwehr meiner eigenen Mutter gegenüber, die ich, der Erwartung an die Rolle der Tochter angepasst, wohl kaum so offen äußerte. In der damaligen Werthaltung hatten Eltern das Recht auf Schonung. Auch wenn ich wusste, dass sie recht hatte mit ihren Ansichten, waren meine Aggressionen über mich gekommen, ohne dass ich es wollte. Ich wusste, wie kränkend sie für sie waren, und ich bereute sie. Obwohl ich mich bemühte, dich so zu begleiten, dass du keine Schuld empfinden solltest, so fühltest du dich sicher unbehaglich, wenn eine Situation, die harmonisch begann, in einer Sackgasse endete. Ließ ich nicht meine Enttäuschung durch meine Mimik spüren? Waren mir nicht manchmal sogar Tränen in die Augen getreten? Schlug ich nicht oft unfair zurück? Zeigte ich nicht damit meine unbedingte Überlegenheit und heizte damit einen neuen Kreislauf an?

Diese Parallele in unser beider Beziehung zu unseren Müttern: hatte sie ähnliche Ursachen, nämlich die einer ähnlichen Veranlagung und star-

ken Bindung, von der es schwer loszukommen war? Aber war der Hintergrund nicht ganz anders gewesen? Waren auch unsere Gefühle dabei verschieden? Bis zum Tod meiner Mutter war ich nicht befreit von den Gefühlen, von ihr gegen meinen Willen beeinflusst zu werden, auch wenn ich im Laufe der Jahre immer mehr Verständnis für sie erworben hatte. Aber wirklich rein und innig und voller Einsicht ist mein Verhältnis zu ihr es erst nach ihrem Tod geworden. Ich dagegen war für sie immer ganz wichtig gewesen. Sie konnte nicht anders als mich mit den Augen ihrer Generation zu sehen. In der Beziehung zu dir aber war ich selbst Mutter und erlebte ihre Verletzungen durch mich nochmals und dazu meine eigenen durch dich.

Nicht das Verhältnis zu meiner Mutter brachte Einflüsse in meine Beziehung zu dir, auch das zu deinem Vater prägte mit. Dass du ein besserer geistiger Partner für mich warst als er, machte dich vielleicht unsicher in deiner Funktion als Sohn. Dass du mir Zärtlichkeit, Geduld und Verständnis abverlangtest, war ein Verlust für deinen Vater. Ob du es spürtest? Fühltest du ihm gegenüber schon als Kind Schuld? Ich genoss es, dass du meine Interessen teiltest. Hätte ich es mehr verbergen sollen?

Später, als du Mann warst, fühlte ich mich dir gegenüber oft genauso ohnmächtig wie deinem Vater gegenüber. Ich hatte nur die weiblichen Mittel der Klage, des immer wieder versuchten Gespräches. Du wirktest konsequent in deiner Absicht, zurückhaltend in deiner Mitteilsamkeit. Du hattest einen ähnlichen Kleiderstil wie dein Vater gewählt, er war korrekt und klassisch. Mein Vorzug galt dem alternativen Stil, dem lockeren, weichen, farblich warmen, der für mich eine dem Menschen zugewandte Haltung ausdrückte. Wehrte ich bestimmte Züge deines Vaters in dir ab?

Wenn ich so schreibe, werden mir meine Erwartungen klarer, die ich an dich hatte – und erschrecke! Ich habe immer versucht, bewusst zu leben, aufzuarbeiten, zu verarbeiten. Trotzdem waren meine Beziehungen zu den mir nächsten Menschen nicht frei von sehr persönlichen Vorstellungen. Wie lange hatte ich die Zusammenhänge meiner Ehe reflektiert, wie sehr hielt ich daran fest, den Lebensstil des anderen zu belassen! Im Alltag ist es mir nicht gelungen. Es gab Traumata, die immer wieder zurückkamen und zu bestimmten Äußerungen führten und es gab ***grundsätzliche Bedürfnisse und Erwartungen meines eigenen Wesens, die nach Erfüllung drängten.***

Und nach dem Tod eines Menschen wird alles zur Schuld!

Erkenntnisse durch die Bearbeitung der Schuld

1) Wir sind nicht frei zu handeln

a) Durch Vorerfahrungen und Denkmuster:
Versagen kann man teilweise erklären. Das Verstehen aber hat mein Schuldgefühl wenig verändert. Ich bin dadurch nicht weitergekommen im Rätsel Leben. Noch immer die Frage: warum war es gerade **so**?

Wo waren meine Mutterinstinkte, dass ich die Not meines Sohnes nicht erkannte? Riesig erhob sich diese Frage vor mir, nachdem Herwig verschwunden war. Verwunderung über sein Verhalten war besonders in der letzten gemeinsam verbrachten Woche vorhanden, aber Panik wäre am Platz gewesen, ein Wettlauf um sein Leben! Herwig hatte deutliche Hilferufe gesendet und ich lebte darüber hinweg. Starr vertraute ich seinem Weg. Er würde daran reifen, neue Einsichten gewinnen, Erfahrungen für sein Leben sammeln.

Hungrig nach neuen Erkenntnissen war ich immer gewesen. Wozu aber das Wissen, das ich so viele Jahre aufgesammelt und leidenschaftlich vermehrt hatte? Hatte es meine Instinkte vernichtet? Eine Flut von Büchern und Seminaren war durch meine Hände und mein Gehirn gegangen, die Schleusen zu den Antworten auf die Fragen des Lebens schienen offen. Freie Menschen sollten aus den Gedanken hervorgehen. Mann und Frau wurden unter neuen Aspekten gesehen, sich gleichend, verformt nur durch Erziehung, der Mann unselbständig und liebesunfähig gemacht durch die Umklammerung der Mutter, die ihm alle Schwierigkeiten aus dem Weg räumt. Obwohl ich immer versuchte, kritisch zu sein, hatte ich diese neuen Erkenntnisse aufgesogen.

Und nun? Was war ich wirklich? Eine Frau, die alle Sinne ausgeschaltet hatte! Eine ganz einfache Mutter hätte ich sein sollen, warm und bergend, das Haus hütend und immer bereit aufzunehmen. Nur so hätte ich Herwigs Lage erkannt. In meinem Entsetzen übersteigerte ich gewaltsam.

Noch heute mache ich einen großen Bogen um derartige Literatur in dem Gefühl, dass sie mich in die Irre geführt hat. Herwig hatte viele alltägliche Pflichten laufen lassen. Aus Angst vor Verwöhnung hatte ich diese Tatsache als Bequemlichkeit wahrgenommen und nicht als das, was es größtenteils war, nämlich Überforderung. Nicht jeder junge Mensch schafft es, seine Ämterwege zu regeln, sich allein ein Zimmer zu suchen, für seine Kleidung und Ernährung zu sorgen, sein Studium ohne den warmen Rückhalt der Familie zu bewältigen, Entscheidungen für sein Leben zu treffen. Herwigs Vater war in jungen Jahren so eigenständig gewesen, hatte sein Leben noch selbst finanziert. Oft aber geschieht Reifung sehr langsam.

Später ging ich tiefer und filterte aus meinem psychologischen Wissen. Ich entdeckte, dass meine Täuschung auch mit mir und meiner Mutter zu tun hatte.

Als sehr nachdenkliches, scheues, auch körperlich zartes Kind schien ich meiner Mutter für das Leben schlecht gerüstet. So lange sie konnte, versuchte sie mir großes Verständnis entgegen zu bringen für meine allzu zögernden Versuche, mich dem Leben zu stellen. Sie riet mir, Stress zu vermeiden, und ich genoss ihre Beachtung und ihre Hilfe. Verantwortung für mein Leben übernahm ich erst in dessen Mitte. Es war in der Zeit, als die Elterngeneration ins Rampenlicht gezogen und ihr Fehlverhalten ihren Kindern gegenüber angeprangert wurde. Ich zog damals für mich den Schluss, dass mir meine Mutter durch ihre Schontendenzen nur geschadet hatte. Sie hatte mich festgenagelt auf meine geringe Lebenskraft, anstatt mir mehr zuzutrauen und mir Mut zu machen. Viel früher hätte ich mein Leben tragen können! (Wie gut hatte sie doch meine Grenzen erkannt!) Also entschied ich mich, es bei Herwig, meinem Sorgenkind, besser zu machen und jede positive Regung zu verstärken, ihm Aufgaben zu übertragen und meine Zweifel für mich zu behalten oder zu unterdrücken. Dabei hatte ich seine Möglichkeiten total überschätzt. Drängte ich ihn mit meinem Zutrauen, dass er alles allein bewältigen könnte, nicht in eine ausweglose Lage?

Ich war jahrelang in bester Überzeugung auf falschen Spuren gegangen. Durch meinen von meinen Kindern weit entfernten Wohnsitz konnten sich meine Vorstellungen festigen. Auch Herwig selbst hat mir nicht die Augen geöffnet. In Form einer unheilbaren Wunde trage ich die Folgen mit mir.

Ich habe seither erfahren, dass die Schicksale der jungen Menschen, die das Leben nicht meisterten, so verschieden sind wie das Verhalten ihrer Mütter und Väter. Sanfte und energiegeladene sind unter ihnen, vorsichtige und überzeugte, melancholische und heitere, gebildete und einfache, selbständige und abhängige, ängstliche und vertrauende, überfürsorgliche und loslassende. Seit jeher sind Menschen einfach am Leben verzweifelt. Seine Lasten sind endlos aufgefächert. Alle Zusammenhänge sind möglich. Deute **ich** richtig? Hätte Herwig meine Hilfe überhaupt gewollt?

b) Durch ein Glücksbedürfnis in uns:
Wir investieren viele Energien, um unsere Sehnsucht nach einem „heilen Leben" zu stillen. Es gelingt uns sogar, Gefahren zu verdrängen.

In der Woche unseres letzten Beisammenseins, in der Herwig sein Aussteigen vermutlich schon erwogen hatte und er mir durch eine befremdliche Passivität aufgefallen war, notierte ich in mein Tagebuch:

Gestern Abend ein langes, gutes Gespräch mit den Kindern. Es war schon dunkel im Zimmer. Ich erzählte den nun jungen Erwachsenen auch aus dem Leben von Max (ihrem Vater), sie sollen ihn ganz objektiv als Menschen kennen lernen. Wir sprachen über seine schwere Kindheit, darüber, warum er das Studium gewechselt hatte ... Ganz überraschend stellte Herwig die Frage nach dem Sinn des Lebens. Er meinte, nach logischen Gesichtspunkten hätte das Leben des Einzelnen keinen Sinn, wenn das Leben als Ganzes keinen hätte. A. und ich lachen über seine theoretischen Probleme, es ist aber nichts Verletzendes in unserem Beisammensein. Wir antworten ihm noch, dass jeder sich den Sinn seines Lebens schaffen muss.

Ich erinnere mich, dass Herwig dann bald in sein Zimmer ging. Hatte er Mutter und Schwester als starke Front empfunden, die seine Einsamkeit verstärkte? Hat ihn in seinem Zimmer die Verzweiflung eines vergeblichen Hilferufes übermannt? Zur offenen Aussprache fühlte er sich wohl nicht mehr fähig. So wurde der Tunnel um ihn immer enger und ein unvermeidliches Ziel immer deutlicher. Ich aber hinterfragte diesen Abend nicht mehr. Ich genoss die folgenden Tage mit meinen Kindern und in der Natur.

Nur in einer Nacht pochte die Gefahr bei mir an, aber so undeutlich, dass ich sie nicht erkennen konnte. Sie ließ mich ein kleines Gedicht formulieren:

Ich erreiche dich nicht
an der Quelle der Kraft.
Ich habe nur Wärme,
die ist dir kein Halt.
Ich umdräng dich mit Schuld,
mehr nicht.

Am Tag verlor ich die seltsamen Spuren aus meinem Unbewussten wohl wieder aus dem Gedächtnis. Dass ich einen jungen Menschen vor mir hatte, der im Begriff war aufzugeben, wäre mir nie in den Sinn gekommen.

Ungewöhnliche Notizen im Tagebuch finden sich auch an den unmittelbar nach Herwigs Abreise folgenden Tagen:

Ein Gedanke, der mich überfiel, als ich in den Spiegel sah: meine Augen spiegeln Entsetzen, nicht Trauer, wie sonst ...

Nachts: ich denke an die Gefahr, dass Herwig am Hals ein Abszess hat. Ich liege wach und denke, wie ich ihn erreichen könnte. Die Sorge um die Kinder lässt mich nicht los! Sie ist abgrundtief.

Am Abend ein langes Gespräch mit A. über Erziehung, weil sich erste Schwierigkeiten mit der eigenständigen Hannah zeigen.

Alles ist möglich im Leben!

Auch der Zufall hätte mich warnen können. Einige Tage vor der Ankunft meiner Kinder – ich war ihnen in unseren Urlaubsort vorgereist – war eine junge Frau tödlich in den Bergen abgestürzt, vermutlich in suizidaler Absicht. Sie hatte alle Warnungen in den Wind geschlagen und einen Anschluss an eine Wandergruppe strikt abgelehnt. Sie hatte schon länger große Schwierigkeiten im Leben gehabt. Ich beobachtete die Rettungsaktionen und sah erschüttert den bedeckten toten Körper auf einer Wiese liegen. Es ließ mich nicht los: Warum geht ein junger Mensch diesen Weg? In der Früh war er aufgebrochen bei strahlender Sonne, er war aufgestiegen dem Lichte zu, zwei Stunden später war jedes Leben in ihm erloschen. Ich sprach mit meinen Kindern darüber. Keine der Reaktionen Herwigs habe ich in der folgenden Zeit mit dem Schicksal der jungen Frau in Zusammenhang gesehen, keine einzige.

Voller neuer Kräfte für den Alltag und mit einem großen Speicher voll Naturerfahrungen verließ ich den Urlaubsort, um mich mit Herwig, der vorausgefahren war, zu treffen. Ich habe ihn nie wieder gesehen.

Die Ballade „Der Reiter und der Bodensee“ (Gustav Schwab), aus der Schulzeit staunend mitgenommen, drängt sich mir auf: als der Reiter die Gefahr erkannte, die hinter ihm lag, rang ihn nachträgliches Entsetzen nieder.

Im Zusammenhang mit der „Blindheit“ war mir Jahre später ein weiteres Schicksal in meiner Familie eine Hilfe. Obwohl Eltern und ich fachlich geschult sind, haben wir sehr spät erkannt, dass mein jüngstes Enkelkind, das schon zwei Geschwister hatte, sich nicht der Norm gemäß entwickelte. Warum sollte es auch so sein? Das Kind war hübsch und außer sich vor Freude, wenn Besuch kam, Geburt und Schwangerschaft ohne jede Komplikation. Der Entwicklungsspielraum von Kindern ist groß. Auch Spezialisten machten keine auf spätere Lebenschancen sich beziehende beunruhigenden Aussagen. Laura ist Epileptikerin und geistig behindert, eine völlig unerwartete Herausforderung.

Unsere Grenzen der Erkenntnis werden immer bleiben.

Ich kehre nochmals zu unserem „Glücksbedürfnis" zurück. Auch hier greife ich einen Aspekt heraus, der tiefer geht: es ist die Angst vor Verletzung oder Zurückweisung.

Die Familie ist für die meisten Menschen der Raum, in dem sie sich am sichersten fühlen und unsere Kinder sind unser größter Schatz darin. Verletzungen, die von ihnen kommen, schmerzen tiefer als andere. Wenn ich Herwig manchmal ansprach in Belangen, die mich beunruhigten, wies er mich oft rau ab. Da er kein eigenes Telefon hatte, war ich in den letzten Jahren auf Briefe angewiesen. In ihnen etwas anzusprechen war ein besonderes Wagnis, weil ich die Wirkung meiner Ansichten nicht einschätzen konnte. Auch wollte ich Herwig mit meinen Befürchtungen nicht bedrängen, die ja auch ganz haltlos sein konnten. Deswegen schrieb ich viele meiner Gedanken zur Entlastung ins Tagebuch. Wenn wir beisammen waren, war ich oft auf der Suche nach einer geeigneten Zeit und nach einem günstigen Platz für ein offenes Gespräch, immer seltener hatte es sich ergeben. Ich litt darunter, dass wir einander fremder wurden:

1987:
Du hast losgebunden den Kahn
vom schützenden Ufer,
lässt dich treiben voran
in neue Welten.

Das Wasser
es trennt
immer mehr.

Ich musste es annehmen, dass meine Möglichkeit einer Einflussnahme immer geringer wurde. Herwig war schließlich erwachsen. Was blieb mir als Mutter übrig, als wegzusehen und mein Kind dem Leben zu überlassen?

c) Durch hirnorganische Bedingungen:
Vor einigen Tagen wurde ich durch den Titel eines angezeigten Symposions stutzig: „Ende des freien Willens? Untertitel: Das Menschenbild auf dem Prüfstand der neuen Hirnforschung." Dass Depressive in ihre Gedankenwelt durch Chemie getrieben werden, wissen wir. Wie weit aber greift der Hirnstoffwechsel in unseren ganz normalen Alltag ein? Prägt er unser Handeln mehr, als wir bisher wussten? Erklärt er das, was wir als Fehlverhalten deuten? Ich werde das Symposion besuchen.

Worin liegt meine vermeintliche Schuld?

Doch nur
im Leben in der jeweiligen Gegenwart
im Überzeugtsein vom richtigen Weg
im Annehmen der Hoffnung
im positiven Deuten der Lebenserscheinungen
im Glauben ans Leben
im Vertrauen auf das, was ich wahrnahm.

Ich sah nicht dein Sehnen nach Stillstand.

Wie ein Krater hatte sich mein Leben geöffnet
und Hoffnungslosigkeit zog mich hinab:
Wie soll ich leben?

Du bist nur ein Mensch
drängte es tröstlich aus mir.
Immer neu.

Gedanken zum Sinn des Leides

In meinem Tagebuch findet sich eine Notiz aus der Zeit kurz vor dem Verschwinden von Herwig. Ich hatte sie im Flugzeug einer Zeitung entnommen, östliche Lebensweisheit, die ich bedenken wollte:

Das schnellste Tier
das euch trägt
zur Vollkommenheit
das ist Leiden.

Damals war ich dabei, aufgrund eigener Erfahrungen die Reifung durch Leid durchaus anzuerkennen, war ich doch immer auf der Suche nach den aufbauenden Seiten des Lebens, eine Bedingung meines Berufes. Ich wusste auch, dass Leiden viele Gesichter hat und auf verschiedene Weise prägt. Heute reagiere ich auf jenes Zitat mit Abwehr. So eindeutig ist das Ergebnis nicht, bleibende Beeinträchtigungen kommen dazu. Ein tiefer Krater liegt zwischen jener Zeit und heute.

Die Tatsache bleibt bestehen, dass Leiden verändert. Zur Verdeutlichung möchte ich mein eigenes Leben heranziehen. So denke ich dabei an meine Krise mit 40, als mir plötzlich die Zeit in neuen Dimensionen gegenübertrat und ich mir selbst gleichsam abhanden kam. Wie viel davon bleibt dir noch und wie wirst du diese Phase gestalten? Wer bist du selbst, fragte ich mich und welchen Sinn hat dein Leben? Obwohl mich meine Orientierungslosigkeit vorübergehend in eine lebensverneinende Magersucht getrieben hatte, wurde diese Krise eine sehr fruchtbare. Sie drängte mich zum Handeln, sie brachte meine Fähigkeiten und Begabungen ans Licht und ließ mich meine Lebensentwürfe neu beurteilen und bewusst verändern.

In jene Zeit fiel mein erster großer menschlicher Verlust, der meiner Mutter. Ihr Tod war ein sanftes Hinübergleiten aus dem Lebensreichtum heraus. Er hat mich gelehrt, Abschied zu nehmen und einen Körper dem Dunkel zu übergeben, der das Leben entlassen hatte, das nur mühseliger geworden wäre. Ich war endgültig erwachsen geworden, verarmt um den Verlust einer inneren und äußeren Heimat.

Noch im selben Jahr erhielt mein Mann seine Diagnose. Er erlebte seine Krankheit zuerst als Gewalt, gegen die es anzukämpfen hieß. Er verlor den mutigen Kampf. Metastasen hatten jede Heilung aussichtslos gemacht, und er entschied sich dafür, auf jede Nahrung und auf ärztliche Versorgung zu verzichten, um sein Leben zu beenden. Es war ein stummes Aufgeben. Worin hätte auch der Trost für einen Menschen bestanden, der eben erst eine ihm neu zugeteilte Aufgabe mit großer Begeisterung in Angriff genommen hatte? Der sich darauf gefreut hatte, die Welt kennen zu lernen? In so kurzer Zeit kann keiner seine Lebenspläne gelassen verabschieden. Es war eine Zeit der Hilflosigkeit und des Entsetzens für die ganze Familie. Vor unseren Augen verlor ein noch keineswegs vom Alter gekennzeichneter Körper seine Funktionen. Dieser Tod bedeutete für mich ein neues Erproben meiner Wandlungsfähigkeit, denn ich musste mein Leben zum ersten Mal ganz allein in Angriff nehmen. Ich hatte den engen Gefährten meiner Studentenjahre verloren, dessen Rücken ich umklammert hatte, wenn wir auf dem Motorrad durch das Land fuhren, und unsere vielschichtig aufgebaute gemeinsame 23-jährige Geschichte verlor sich langsam in Vergangenheit. Stück für Stück war ich sie danach abgewandert, jahrelang. Die Unerbittlichkeit und Grausamkeit des Todes nahm ich mit.

Das waren die stärksten Erfahrungen bis zu jener Zeit, in der ich den östlichen Ausspruch bedeutsam fand. Ich erinnere mich daran, dass ich in jener Zeit öfter erwog, dass ich viel Schweres bewältigt hatte, dass mir zwar nicht die Beschädigung, wohl aber der Verlust eines Kindes erspart geblieben war. Ich fühlte mich reich an menschlichem Wissen, bereichert durch Erlittenes.

Erst das, was danach kam, hat alle Erkenntnisse mit einem Schlag vernichtet: das Verschwinden meines Sohnes, die Annahme seines Suizides. Es setzte mich unbenennbar schrecklichen Gefühlen aus, nie da gewesen in ihrer Schärfe und Fremdheit. Es gab nur entsetzliche Übersteigerungen vertrauter Empfindungen. Selbst die Liebe brannte lichterloh und nicht steuerbar, eine bedrohliche Fontäne. Das Leben hielt mir triumphierend meine Ahnungslosigkeit vor Augen.

Und heute, nachdem ich mein Leben unzählige Male wie ein Kaleidoskop durchgeschüttelt habe? Demütig nehme ich an und staunend erkenne ich meine Veränderung hinein in Erlebnisweisen, die nicht Betroffenen vermutlich verschlossen bleiben. Ich habe wieder zu lächeln gelernt und das Unveränderbare zu tragen. Arm und klein erscheint mir dennoch oft das Ergebnis, ein Flämmchen, das im Schatten eines riesigen Berges sein Licht behauptet. Das Leben hat genügend andere Bewährungsproben bereit! Diese scheint mir heute noch zu schwer.

Die Veränderungen im Erleben geschehen nicht von selbst, unzählige Tränen und Schreie gehen ihr voraus, viel Überwindung und Rückzug, viele Reflexionen und Gespräche. Das Leben verschenkt nichts. Ich habe mir einmal notiert: „Ich bin begabt für das Leben." Ich habe genug Ausrüstung mitbekommen, die eine Selbstheilung fördern und die mir ein Vordringen in die Tiefe ermöglichen. Ich bin besser dran als andere Menschen, die den Zerstörungsgesten des Lebens nur zitternden Widerstand entgegensetzen können. Ich sehe es aber auch bei mir als eine Sache großer Anstrengung an, meine Gaben umzusetzen. Ich habe sie als heilbringende Kräfte ans Licht gebracht und lasse sie nicht mehr los. Dieses Festhalten erfordert viel Energie, und täglich ein neues Aussenden der Blicke, ein fortwährendes Abtasten von Erfahrungen. Privilegiert bin ich auch dadurch, dass ich nicht mehr im Arbeitsprozess stehe. Oder zwingt mich gerade diese Tatsache zur vertieften Auseinandersetzung mit meiner Lage?

Keineswegs als nur bereichernd kann ich das wiederaufgebaute Leben empfinden, schwere Erfahrungen sind wie versteckte Minen in seinem Gewebe, die ihre Sprengkraft in vielen Situationen beweisen. Gerne hätte ich eine Ausbildung in Sterbebegleitung mitgemacht, aber das grausame Aufgeben meines Mannes hat seine drückende Macht nicht verloren, sie kommt jetzt, 17 Jahre später, in verstärktem Maße hoch. Ich habe Angst vor ihren Gesichtern. Auch meine Überzeugungen bleiben erschüttert. Mein vermeintliches Versagen Herwig gegenüber hat mich tief verunsichert, ich, die begeisterte Pädagogin, weiß heute keine Antwort mehr, wie man erziehen soll. Das Wort „Brandverletzung" genügt heute, um mich dem Schock aus Herwigs Kindheit auszuliefern.

Eine weitere Begrenzung erlebe ich darin, dass ich meine vertieften Fähigkeiten nur in geringem Maße umsetzen kann. Die tröstende Hand vermag ich Leidenden nur in begrenztem Maße zu reichen, trage ich doch auch viele verwundete Leben aus meiner beruflichen Vergangenheit mit, an denen ich zutiefst teilnahm. Es ist, als ob es einen Leidensspeicher in mir gäbe, den ich nicht mehr füllen darf, da er sonst zu schwer für mich wird. Besonders Kinder und junge Menschen, die leiden oder gar sterben, reißen bei mir Körper und Seele aus jeder Verankerung. Jede zusätzliche Leidenserfahrung verstellt mir für eine Zeit den Blick für die tragenden Kräfte des Lebens. Echtes Mitgefühl bleibt ein schmerzliches Wiedererleben. Es liegt ein Widerspruch darin, dass mich Leid dennoch magisch anzieht, die Verbundenheit mit Leidensgefährten ist besonders innig. Es gibt aber auch viele Menschen, deren Schultern noch stark genug sind, um das Leben von anderen Betroffenen voll mitzutragen und die diese Hilfestellung als wertvolle Ergänzung ihrer oft ganz anders gelagerten Lebensarbeit empfinden.

Was mich betrifft, kann ich nur leise aufzeigen, dass das Leben auch nach dem Verlust eines Kindes seinen Sinn nicht verliert, dass jeder seine Aufgabe wählen muss, der er sich gewachsen fühlt. Ich habe mich zum Schreiben dieses Buches entschlossen. Wir können unsere neu erworbenen Fähigkeiten, uns in Menschen einzufühlen, auf vielerlei Weise nutzen. Viele von uns sind vielleicht geduldiger geworden mit anderen, weil sie das zurückgeben möchten, was sie selbst so dringend benötigt hatten. Wir werden Schuldsprüche viel bedachter fällen, denn wir haben nicht einmal unser Kind durchschaut. Schon eine freundliche Begegnung auf der Straße kann für einen anderen ein befreiendes Erlebnis werden. Es gibt viele alte Menschen, für die eine fürsorgliche Geste ein Halt ist, es gibt Kinder, denen man Zeit schenken kann. Mich wird unsere behinderte Laura noch lange als verfügbare Begleitperson brauchen. Wärme, die Menschen ausstrahlen, die die Tiefen des Lebens ausgelotet haben, tut gut. Die wissende Heiterkeit, zu der wir gelangen können, mildert die Strenge des Lebens.

„Möchtest du dein Leben tauschen?", frage ich mich manchmal. Sofort aber ist die Antwort da: Nein, ich nehme es an, wie es ist. Es ist mir all die Jahre zugewachsen, weil es mich herausgefordert hat. Es hat mich überfallen und geknechtet und es hat mir die Chance gelassen, es zu verbessern. Es hat mir das Schöne zugeführt, auch wenn es ihm eine schmerzliche Qualität gegeben hat. Es gibt Tage, an denen ich erstaunt eine Freiheit empfinde von allem Geschehenen, und doch fehlt mir in diesen Zeiten etwas. An den letzten Urlaubstagen schreibe ich meist ein Gedicht für Herwig, das in mir in dieser Zeit gereift ist. Nur mit dem Erlittenen ist mein Leben eine Ganzheit.

Das Quälendste für mich bleibt die Tatsache, dass ich mit neuen Erfahrungen lebe und mein Kind diesen Weg nicht gehen konnte. Der einzige Trost, den ich gefunden habe, ist der, dass niemand die Zukunft seines Kindes kennt. Der Tod als verhütender Freund? Es gibt keine Antwort.

Um nochmals zum Sinn des Leides zurückzukommen. Liegt er darin, zu bestehen? Liegt er darin, Wegweiser und Helfer zu sein für andere? Liegt er darin, sich neue Wesensmerkmale zu erschließen?

Sicher ist, dass in mir die Dankbarkeit für die schönen Seiten des Lebens gewachsen ist, dass ich bescheiden geworden bin in meinen Ansprüchen an Glück. Das Geringe hat seine volle Größe entfaltet.

Vor Tagen hörte ich im Rundfunk das Märchen „Die Nachtigall und die Rose" von Oscar Wilde. Ich hatte es meinem Sohn erzählt, als er noch zur Schule ging und hatte mich darüber gefreut, dass er es auf einer Wanderung an andere junge Menschen weitergegeben hatte. Es ist die Geschichte eines Studenten, der versucht das Leben in der Theorie zu hinterfragen und davon sehr oberflächliche Vorstellungen hat, und es geht um eine kleine Nachtigall, die ihre Liebe so sehr lebt, dass sie ihr Leben an eine Rose verliert, um sie mit ihrem Blut rot zu färben. Ganz bewusst hatte ich die Geschichte meinem kopflastigen Sohn angeboten, nicht bedenkend, wie wenig auch ich auf die Stimme des Gefühls gehört und auf angelernte Überzeugungen gebaut hatte. Heute rückt für mich nur ein Bild aus dem Märchen in den Vordergrund: Wie die kleine Nachtigall versuche auch ich mit dem Dorn im Herzen zu singen.

Wenn man das Dasein als Aufgabe betrachtet,
dann vermag man es immer zu ertragen.
M. v. Ebner-Eschenbach

Des Lebens oder Gottes Hilfe?

Wie kann man den Verlust eines Kindes ohne die Stütze der überlieferten Religion überhaupt bewältigen? Diese Frage wird mir oft gestellt. Ja, es gab eine Zeit, in der ich dieser Hilfe wirklich bedurft hätte, antworte ich, damals, als mir das Leben plötzlich als sinnlos und meine Zukunft als hoffnungslos entgegenstarrten. Ich rief hinein in das Nichts und fühlte nur mein Zurückgeworfensein auf mich selbst. Wie leicht wäre es gewesen, von Anfang an mein Leid und meine übergroßen Schuldgefühle in die Hände Gottes zu legen, so wie mir geraten wurde. Ich aber musste den mühsamen Weg gehen, die Angebote des Lebens wie ein Mosaikbild zusammentragen und mein eigenes Stück für Stück klären, um meine Verantwortung am Schicksal Herwigs zu prüfen. Nur das hat mich beruhigt. Und dennoch glaube ich manchmal, Gott lässt mich seine Sprache verstehen.

Prägungen der Kindheit haften tief. „Wohin soll ich mich wenden, wenn Gram und Schmerz mich drücken ..." – Lieder wie dieses aus der Schubertmesse, gehört und mit kleiner Stimme mitgesungen in einer Zeit, als die Antworten der Religion unumstößlich waren und für Geborgenheit im Leben bürgten, verlieren ihre Macht nie.

1986:
Könnte ich an dich glauben, mein Gott, ich würde dich bitten: gib meinem Kind die Kraft, den für ihn möglichen Weg zu finden, Freude am Leben zu gewinnen, sich fähig zu fühlen, Konflikte zu bewältigen. Ich biete ihn dir an, mein Gott, wie Abraham seinen Sohn. Entscheide dich für ein anderes Opfer. Nimm meine Mühe an, meine Gesinnung, hinter der ich stehen kann, seit die Verantwortung mir auferlegt ist. Ich glaube nicht mehr an die alleinige Kraft des Menschen.

Lange hatte ich gehofft, ein „Bekehrungserlebnis" zu haben, plötzlich die Sicherheit eines Gottes zu fühlen, den ich persönlich ansprechen kann. Das war aber nicht eingetroffen. Soll ich dennoch die Hilfen, die mich ins Leben zurückriefen, als von Gott gesandt ansehen? Oder soll ich sie Selbstheilungskräfte nennen, die sich einstreuten unter die zerstörenden Gefühle wie sanfte, wegweisende Lichter? Oder hängt beides zusammen? „Ist die Not am größten, ist Gottes Hilf am nächsten" – hat sich dieser alte Spruch bewahrheitet? Gottes Sprache scheint verborgen und unauffällig zu sein.

In der frühen Zeit nach dem Verlust Herwigs war es mir plötzlich unmöglich geworden, mich in meiner Wohnung gegen das Draußen durch

Vorhänge abzuschirmen. Ich stellte mein Bett so, dass mir die gerade Sicht aus dem Fenster möglich war. So steht es noch heute. Das Gefühl der Weite und Freiheit unter dem Himmel durchbrach mein inneres Gefängnis und erlaubte mir zu atmen. Es war etwas beständig geblieben in meiner zerstörten Welt, es wurde dunkel und es wurde hell, es gab Luft und es gab Licht. Das Morgendämmern war verlässlich und mündete darin. Draußen wusste ich Bäume. War das Gottes Sprache?

Oder waren es meine frühen Träume? Hat er in uns das Zurückfinden ins Leben angelegt? So jedenfalls empfand ich in jener Zeit. Es gibt lebenslang so viele unwesentliche Träume, aber diese, die ich meine, waren hilfreich und tröstlich wie eine warme Hand, die einen Erfrierenden berührt. Sie waren immer wiedergekehrt in derselben Art und sind bis heute nicht ganz verstummt. Herwig erschien in ihnen unverletzt und in der Gestalt der letzten Zeit und besprach mit mir seine Probleme. Gemeinsam fanden wir dann immer eine Lösung, planten zusammen einen tragbaren Neubeginn seines Lebens. Sie setzten die Vergangenheit um in eine Gegenwart, in der ich noch handeln konnte. Sie milderten für eine kurze Zeit den schrecklichen Riss in meinem Leben und mein hilfloses Ausgeliefertsein an meine Schuld, zu wenig auf mein Kind eingegangen zu sein, sein Vertrauen enttäuscht zu haben. Später erweiterten sich die Träume und machten Herwigs Kindheit wieder lebendig, sie führten mich dahin, das Leben wieder als Ganzheit zu sehen.

Immer bleibt das, was das Leben zeigt, zwiespältig und widersprüchlich. Es wollte auch mein Schreien und meine Trauer, es quälte mich auch mit Träumen und zerrte mich unbarmherzig hinein in eine Wirklichkeit. Ich erwachte dann weinend, und ein zusätzlicher Druck lastete den ganzen Tag auf mir. Es bot mir aber auch Bilder, die mich fast unmerklich an den Tod heranführten: Herwig war erblindet, und ich geleitete ihn. Er fror, und ich deckte ihn zu und litt darunter, dass ich ihn dennoch nicht wärmen konnte.

Ließ mich Gott nochmals Kind werden, um das Staunen neu zu erlernen? Nach der Phase der Gefühllosigkeit, in der die Natur mir als beinahe statische Kulisse entgegengetreten war, schien gleichsam ein Filter in mir zu wachsen, der mir das Wesentliche in ihren Erscheinugsformen in den Blickpunkt rückte. Da ich in meine Heimat zurückgekehrt war, geschah mein Erwachen an den Stätten der Kindheit, in einer kargen Gebirgsregion. Suchtartig zog es mich dorthin, den ganzen Jahresablauf wollte ich kennen lernen, die Zeit der Schneeschmelze und der Herbststürme. Ich fand die Blumen meiner Kinderzeit wieder, ihre Bezeichnungen läuteten wie zarte Glöckchen in meinen Ohren. Sie blühten auf und sie verwelkten, sie trieben in unwirtlichen Felsspalten leuchtende Blüten. Wenn die Blüten der Alpenrose verdorrt waren, hatte sie schon sichtbar kleine Knospen bereit für die Blüte im kommenden Jahr. Diese trug sie hinüber durch Frost und Schnee. In der Sprache der Bilder baute ich eine Ordnung auf, die vom Werden und Vergehen, von Zerstörung und Wiedererstehen, von Veränderung und von Überdauern, ich erfuhr von Widerstand, vom Lebenwollen und Lebenmüssen und nahm sie mit in unser Menschenleben. Wie viele Menschen hatten diese Erfahrung schon vor mir gemacht, wie oft hat sie die Kunst schon festgehalten! Und doch schien sie so neu für mich.

Ein besonders starkes Erlebnis war ein Erdrutsch von der Anhöhe über einen breiten Waldhang hinab. Geröll und Schlamm hatten schlagartig ein fruchtbares Stück Erde in eine Steinwüste verwandelt, in der kahle Erdbrocken herumlagen und in der Äste und Stämme der Fichten in die Luft ragten. Mehrmals jährlich besuchte ich diese Stelle in der Folgezeit, die lange nach außen unverändert blieb und doch langsam ihre Bedrohlichkeit verlor.

Es war für meinen Begleiter eine schöne und sinnvolle Aufgabe, alles, worauf ich wies, auf Fotos festzuhalten. Ein dickes Album ist nun gefüllt damit und ich hoffe, dass ich immer wieder Kraft daraus schöpfen kann.

Nachdem ich einige Jahresabläufe so intensiv erlebt hatte, wuchs mein Wunsch, meine Erfahrungen auszudehnen und ans Meer zu fahren, um seine Angebote aufzunehmen. Ich spürte aber, dass ein Heilungs- und Ordnungsprozess einen gewissen Abschluss gefunden hatte.

Spricht Gott wirklich durch die Menschen? Jahrelang zweifelte ich daran, denn ich kam nur mit denen zurecht, die meine Leidenserfahrung teilten. Aber diese Hilfe war groß. Mit ihnen gemeinsam ertastete ich vorsichtig das Licht, mit ihnen wurde meine Einsamkeit erträglich. Die tiefe Solidarität zwischen uns stärkte mich. Aber auch Bücher und Aufzeichnungen als Selbstzeugnisse menschlichen Suchens, als Trostangebote und Erklärungsversuche halfen mir wesentlich. Jahrelang war ich geradezu süchtig nach derartiger Literatur, Kunst ergänzte sie.

Die Möglichkeiten, mein Leben langsam wieder zurückzugewinnen, erforderten meinen ganzen Einsatz. So war es mir auch nicht gleich gelungen, den Ort meiner Kindheit zu betreten. Einmal verließ ich ihn fast fluchtartig wieder, weil mich der Schmerz zu sehr übermannte. Herwig war überall gegenwärtig. Es folgten dann Monate, in denen ich begonnen hatte, innerlich unendlich schwer Abschied von der geliebten Gegend zu nehmen in dem Empfinden, dass mir nun das Letzte genommen wurde. Doch noch einmal versuchte ich die Annäherung. Ich bezog Quartier in einem Dorf gegenüber, der Zwiebelturm der Kirche „meines" Dorfes grüßte verhalten herüber zu mir. Schließlich gelang es mir, meine vertrocknenden Wurzeln wieder in lockere und fruchtbare Erde zu betten.

Ein Bergbauernhof mit Blick weit über das Tal und mit warmen, erdnahen Menschen hatte es mir ermöglicht. Von hier aus begann meine Wanderung in die stillen Alpentäler. Gott kann nur dem helfen, der leben möchte und sich dem Leben stellt. Ist es so?

Bin ich zur Überzeugung gekommen, dass ich Herwig wiedersehe? Nein, eine Gewissheit habe ich nicht erlangt, ich kann ihm nur die Sehnsucht danach entgegentragen. Ich kann ja nicht einmal von seinem Tod sprechen. Dass er aber büßen müsse, wenn er sein Leben selbst beendet hat – dieser Gedanke ist mir nie gekommen, eher vermute ich ihn in lichtdurchfluteter Geborgenheit. Wunsch und Hoffnung zugleich! Das Geheimnis „danach" ist für mich das größte Rätsel, das uns aufgegeben ist. Wir werden es nicht lösen. Mein Leben mit Herwig war das diesseitige, verwachsen mit meinem Schicksal. Die Zeit mit ihm war in jeder Phase kostbar, jetzt ist sie Vergangenheit und Erinnerung. Doch noch immer halte ich selbstverständlich mit ihm Zwiesprache. Ein Leben ohne die Versponnenheit mit ihm ist für mich unvorstellbar – hier, in meinem Erdenleben.

Die Frage „Warum gerade ich?" habe ich nie gestellt. Schon längst war mir klar gewesen, dass Zufälle unser Leben begleiten und dass das Schicksal nicht gleichmäßig verteilt. Keiner von uns hat in der Hand, welche Gene in den Kindern wirksam werden und wann der Tod zerstörend zuschlägt. Wir werden in eine bestimmte Zeit hineingeboren, die für uns vielleicht nicht die beste ist. Mein Zorn fiel oft auf diese Tatsache, für die ich niemanden verantwortlich machen kann. So ist es eben. Unser Leben ist nur begrenzt planbar.

Auch an anderen Lebenstiefpunkten waren Hilfsmittel aus meinem Unbewussten gedrungen. In der Krise meiner Lebensmitte fertigte ich ein Jahr lang mit großem Eifer Bilder in der Technik der Wachsbatik an, die ich mir selbst angeeignet hatte. Fasziniert beobachtete ich das Entfalten der Farben und ich sog den Duft des warmen Wachses ein. Es waren immer einfache Naturmotive, die ich festhielt, Blumen und Bäume. Nie früher und nie danach hatte ich diese Möglichkeit ergriffen, sie galt nur jener Zeit. Auch das Backen von Brot war damals ein therapeutischer Akt für mich. Nach dem Tod meines Mannes gab mir das Umarmen von Bäumen Halt.

Meine Suche nach Gott dauert an und ich sammle weiter Beweise einer Ordnung. Diese spannt sich wie ein Regenbogen über die so stark zerklüftete Landschaft meines Lebens. Ist auch Herwigs Schicksal ein Teil davon?

Ich saß auf einem Platz auf den obersten Rängen eines festlichen Saales und blickte auf Chor und Orchester, die ein Requiem von Mozart aufführten. Unter den klagenden, suchenden und jubelnden Stimmen musste ich denken: wie wunderbar ist es angelegt, dass Menschen mit ihrem Gesang diese Harmonie erzeugen, dass die vielen einzelnen Begabungen derart in Einklang gebracht werden können zu einer Sprache, die jenseits des Intellekts verstanden wird über alle Zeiten hinweg. Ein Mitmensch, ein Bruder, hat einmal dieses Werk aufgeschrieben, in ihm waren dieselben Gefühle lebendig, die mich Jahrhunderte später erreichen.

Das größte Wunder aber ist, dass ich wieder leben kann.

Ich sagte zum Mandelbaum: erzähl mir von Gott –
und er blühte.
aus China

Ach, das Leben – es erneuert sich aus sich selbst.
Laß uns daran festhalten!
Henrik Ibsen: Rosmersholm, 4. Akt

Notiz

Wenn ich heute, zehn Jahre danach, daran denke, war die tiefste Trauerzeit, so schmerzvoll und hoffnungslos sie war, auch eine Lebenspause und eine Schonzeit, eine in sich geschlossene Welt. Das Leben nur mit dem verlorenen Kind ließ alle anderen Lebensaufgaben und Situationen weit zurücktreten. Die Auseinandersetzung mit meiner vermeintlichen Schuld, so bitter sie war, gab mir das Gefühl einer unendlich wichtigen Aufgabe. Die Sinnfrage zu klären war mein stärkstes Ziel.

Aus dieser begrenzten Welt habe ich mich herausgelöst, und ich bin wieder dem allgemeinen Leben in seiner Vielfalt ausgeliefert. Es ist mir, als ob ich weggerissen wurde von meinem Kind und mich wieder in einer endlosen Landschaft bewege, die Neugier und Angst erregt, weil in ihr alle Möglichkeiten offen sind und ich ihnen ungeschützt gegenüberstehe. Sie drängt mir Informationen auf, von denen ich mich abwenden möchte, denn sie erfordern ein neues Verarbeiten, immer und immer wieder. Mein Alter hat meine Widerstandskraft geschwächt. Aber habe ich nicht doch auch bleibende Stärke gewonnen gerade aus dem Leid? Unergründliches Leben!

Das Überleben der Sträucher – Leben will genutzt sein!

Von meiner Wohnung aus geht mein Blick über mehrere grüne Höfe, deren Vielfalt an Gewächsen mich sofort anzog und meine Entscheidung für deren Kauf verstärkte. Hoffnung schlug mir aus ihrem Anblick entgegen, obwohl es damals noch Winter war. Alte Bäume wiesen auf ihre Narben und lebten dennoch, als stumme Gefährten empfand ich sie von Anfang an. Am Schreibtisch sitzend schaue ich nun täglich auf sich wandelndes Leben, und ich bange mit diesen Wesen, deren Existenz inmitten einer Stadt gefährdet ist.

In dem meinem Wohnhaus nächstliegenden Hof befinden sich nebeneinander drei recht hoch gewachsene Sträucher derselben Art. Als ich in das Haus einzog, waren sie frisch gepflanzt worden, und im Zuge meiner Leidensverarbeitung waren sie größer geworden. In einem Frühjahr standen sie zu meiner Freude in besonders üppiger Blüte, große weiße Dolden reihten sich aneinander und durchbrachen das junge Grün. Noch nie hatte ich sie so erlebt. Aber an einem einzigen Tag und in einer einzigen Nacht waren Schädlinge über das Blattwerk hergefallen, so dass die Äste braun und kahl in die Luft ragten. Die verbliebenen Blüten sanken bald in sich zusammen und es schien, als ob nun das Leben ganz aus den Sträuchern verschwinden würde. Eines Tages jedoch, es war inzwischen Sommer geworden, entdeckte ich mit Staunen, dass neue zarte Blättchen trieben. Die Büsche ließen die Kraft in sich gewähren, die sie zwang, das Atmen nicht aufzugeben, die Grundlage allen Lebens. Nur das **Weiteratmen** ermöglicht es, langsam die frühere Gestalt zu erlangen mit der Chance, weiterhin zu wachsen und zu blühen.

Auch das Wiedererstehen der Blätter war nicht von Dauer. Noch war die Vermehrungsfrist der Insekten nicht ganz verstrichen, noch brauchten sie Nahrung für ihre Nachkommen. Nun aber überlebte eine Reihe von ihnen, wenn auch beschädigt, und konnte den Kreislauf des Jahres wieder aufnehmen. Sie färbten sich wie jedes Jahr im Herbst in ein helles Rot, fein und zerklüftet, einem zarten Schleier gleich schmückten sie die Äste, ein zaghafter Beweis, dass sie den Wettlauf mit dem Tod gewonnen hatten. Der lieblose Betrachter hätte ihre Funktion als Zierpflanzen bezweifelt und nur ihre Kümmerlichkeit gesehen, ein Wissender aber sah ein kleines Wunder vor sich.

Der Aufmerksame konnte in diesem Jahr aber noch mehr beobachten. In ihrem grünen Kleid sahen die Sträucher einander sehr ähnlich, als es aber von ihnen abgefallen war, zeigte sich die Verschiedenheit ihres Wuchses. Einer von ihnen war wesentlich kräftiger als die anderen. Der schmächtigste stand näher dem Schatten des Hauses, und vielleicht war dort auch der Boden von schlechterer Beschaffenheit. Er war auch derjenige, der mit der Erneuerung der Blätter am längsten zögerte.

Kleine Hilfen hatte es für die befallenen Sträucher gegeben, vermehrt sah ich Meisen um sie fliegen, die vermutlich die Schädlinge zur Nahrung brauchten. Vielleicht war auch die Witterung günstig. Die größte Kraft aber kam aus den Pflanzen selbst. *Leben ist hartnäckig, es will genutzt sein.*

Gedanken zu Rilkes Gedicht „Archaischer Torso“

Deute nicht das Gelebte als Stückwerk,
das nur gereiht.
Ist dein Leben zu Ende,
dann wirst du erkennen,
daß alles verbunden
zum Sinn.

Jede Einheit wird schwingen
und wird in sich tragen
das Vorher und Nachher,
und wird bergen in sich
das Warum.

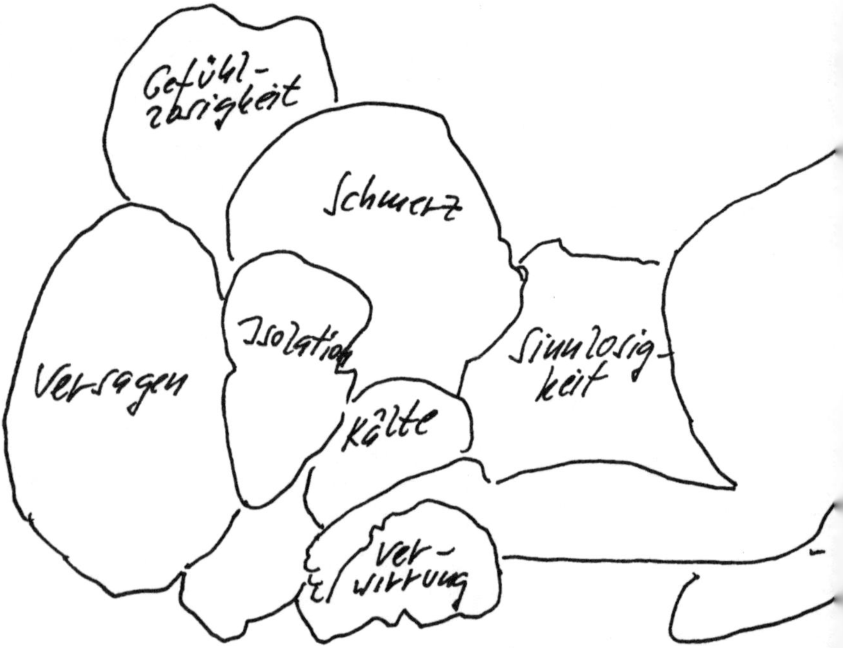
Gefühl-
zarigkeit
Schmerz
Versagen
Isolation
Sinnlosig-
keit
Kälte
Ver-
wirrung

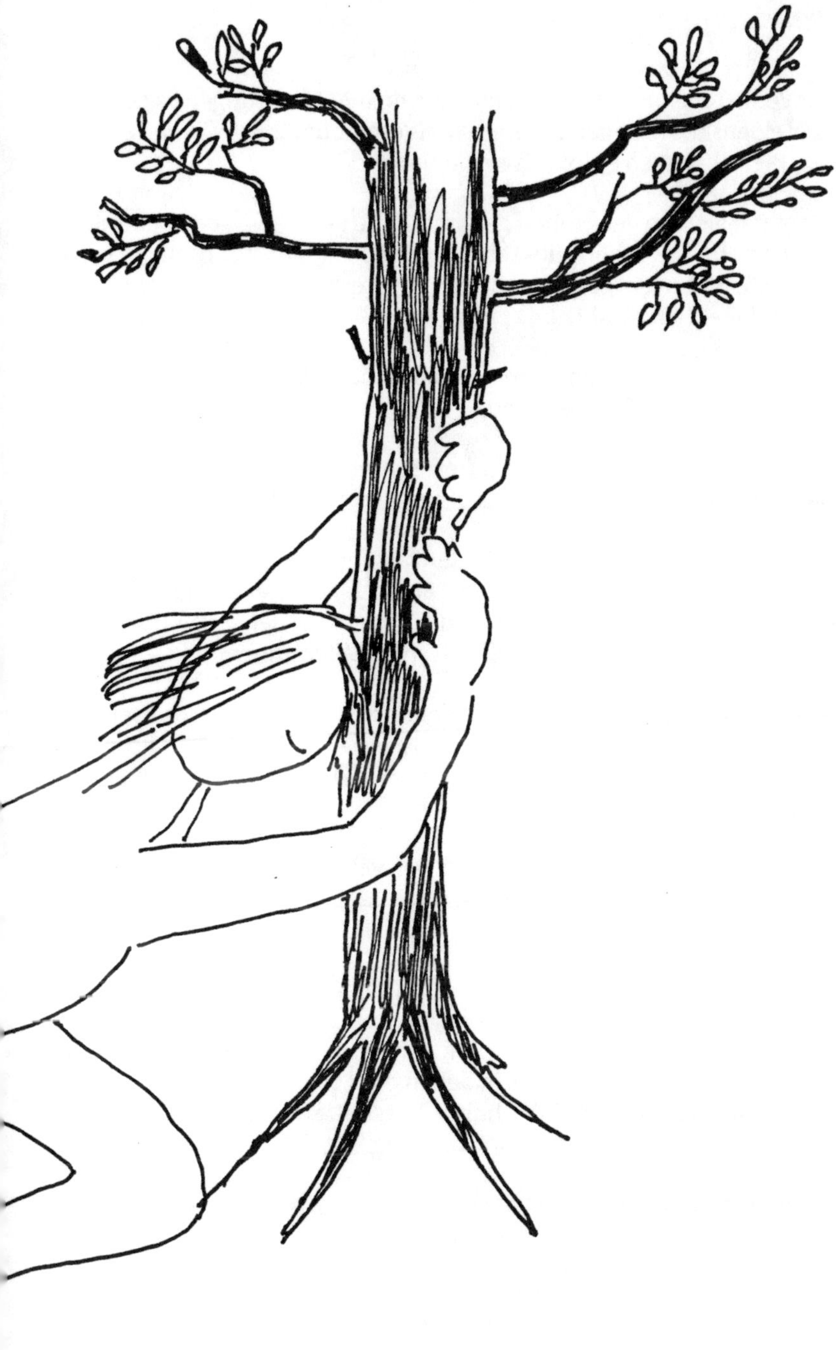

Veränderung

Der Verlust meines Kindes hat manche meiner Erfahrungen vollendet. Er hat Leidenserfahrungen die Spitze aufgesetzt und mich für die leisesten Glückserfahrungen empfindsam gemacht.

Er hat mir viel von der Freiheit genommen zu genießen, aber meine Sinne geschärft für das Schöne des Lebens. Aus den Ruinen wachsen mir leuchtend rote Blüten entgegen, und in der Düsternis des Waldes bannt mich ein goldener Lichtstrahl.

Er hat mein Menschsein verfeinert, aber meine Verletzlichkeit verstärkt und meine Fehlbarkeit belassen.

Er hat mich mit einem dauerhaften Schmerz belegt, an den ich mich klammere, um die entsetzliche Lücke mit ihm zu füllen.

Er hat meinen Mut zum Tod wachsen lassen, da dieser sich mir von vielen Seiten annährte. Gewürgt von Entsetzen hatte ich nach ihm geschrien, voller Sehnsucht habe ich die Arme nach der stillen Dunkelheit ausgestreckt. Er ließ mich allmählich seine Milde ahnen.

Er hat mich gelehrt, dass man überleben kann, wenn man auf seine innere Stimme hört, die wegweisend ist. Er hat unzählige Möglichkeiten der Hilfe an mich herangeführt und mich die Sprache der Blumen und des Windes verstehen lassen.

Er hat mein Lebenswissen angereichert, weil er mich zur Beschäftigung mit meinem Leben gezwungen hat.

Er hat viele meiner gegenwärtigen Erlebnisse mit Bitterkeit gefärbt, mir aber die Möglichkeit gegeben, aus deren Überwindung zu lernen.

Er hat mir den Wert der glücklichen Zeiten meines Lebens bewusst gemacht, aber auch jener Zeiten, in denen das Leben gleichmäßig verläuft. Er hat mich das einfache Gleichnis wertschätzen lassen, dass sich über das Dunkel der Nacht immer ein neuer Tag legt.

Er hat mich zur Erkenntnis gebracht, dass ich in schwersten Zeiten durchzuhalten vermag.

Er hat alle Eitelkeit aus meinem Leben genommen. Er lässt mich mein Leben offen legen, ohne etwas zu beschönigen oder zu verändern.

Er hat meine Einfühlung in andere Menschen wesentlich erweitert, aber er lässt mich auch in ein Meer von Lebenselend blicken.

Er hat mich tiefer hineingeführt in die Fülle des Lebens und in mir zum inneren Reichtum eines intensiv gelebten und genutzten Lebens beigetragen.

Die Gegenwart leben

Ich wusste, ich würde die alte Frau auf der kleinen kroatischen Insel wieder treffen. Wir hatten zur selben Zeit im Herbst dasselbe Hotel gebucht und beschlossen, während dieses Aufenthaltes ein ausgiebiges Gespräch zu führen, teilten wir doch ein ähnliches Schicksal. Die Frau, begehrt und geliebt als Groß- und Urgroßmutter, betrauert einen Sohn seit 20 Jahren.

„Wenn ich an das Geschehen denke, ist es wie am ersten Tag", gestand sie mir einmal. Er hatte sich in räumlich nächster Nähe das Leben genommen, und sie hatte versäumt, zum richtigen Zeitpunkt nach ihm zu sehen und ihn dadurch nicht gerettet.

„Durch die Schuldgefühle bin ich rastlos geworden", vertraute sie mir an. Vor nicht allzu langer Zeit war auch ihr Mann nach jahrzehntelanger Ehe gestorben.

Oft begegneten wir uns auf dem kleinen Areal der Insel, wechselten aber immer nur wenige Worte, die gekennzeichnet waren von einem Vertrauen zueinander, das um die Lage des anderen weiß. Mir schien, als ob die Frau sich von mir einen Abstand erbat. Manchmal glitten wir aneinander vorbei nur mit einem Lächeln oder einem kurzen Gruß. Nur einmal wies die Frau auf ihre Hände, sie seien harzig geworden, denn sie hätte einen sonnenwarmen Baum umarmt. Oft hatte sie Platz genommen am Rande des Meeres, sie schien versunken zu sein in seine immer wiederkehrende Melodie und sie hielt ihr Gesicht der schon milden Sonne entgegen. Sie schien Zeitlosigkeit zu atmen und ihre Seele mit dem Trost der Elemente anzufüllen. Vermutlich war sie nicht imstande, diese Gegenwart, die erfüllt war von Düften und Wärme, während unseres Aufenthaltes zu verlassen, um sie durch das Mitteilen unserer Erinnerungen und Lasten, in das unser geplantes Gespräch sicher gemündet wäre, zu durchtrennen.

Zu Hause begegneten wir uns in gewohnter Herzlichkeit und Nähe. Inzwischen duzen wir uns und umarmen einander zum Gruß, Frauen aus zwei Generationen, die eine geübt, über sich zu sprechen und ihre Empfindungen preiszugeben, die andere darin unerfahren, immer im Dienst am anderen, jede bereit, zu lernen. Die Haltung der Älteren hat mir Mut gemacht, mich zu bestimmten Zeiten ganz mir selbst zuzuwenden – und einfach zu erleben. Sie hat mich auch darin bestärkt, mich manchmal dem Leid zu verschließen.

Rosen und Perlen

Am Rande eines üppigen Blumenbeetes im Garten meiner Tochter steht etwas eingezwängt zwischen Zaun und anderen Gewächsen ein Rosenstock, dessen kräftige dunkelrosa Blüten einen starken Duft verströmen. Immer wieder beuge ich mich nieder, um ihn einzufangen. Als ich die Tochter aufmerksam machte, dass der Standort keine volle Entfaltung der Pflanze zuließe, meinte sie, dass Rosen sie nicht anziehen würden und sie deswegen wenig achtsam mit ihnen umginge. Da erinnerte ich mich, wie spät auch ich in den Bann von Rosen geraten war. Als zu festgelegt empfand ich ihre Form lange, zu oft besungen als leichtfertige Liebesboten, ein Symbol einer normierten Welt, die unreflektiert wiedergibt. Ein wesentlich älterer Freund hatte mir einmal vorgeschwärmt, er meditiere über eine Rose. Mir blieb der Gedanke fremd. Wie sollte das geschehen?

Erst den Sommer des siebenten Jahres meiner Trauer erlebte ich anders. War ich wirklich erst durch meine tiefste Leidenserfahrung in die Sprache der Rosen hineingewachsen? Ich hatte sie mir selbst erarbeiten müssen. Plötzlich sah ich sie deutlich wie nie, sie drängten sich geradezu um mich, wohin ich schaute. Langsam waren sie hochgestiegen aus einer toten Welt, als bunte, duftende Vielfalt drängten sie sich in mein farbarmes Leben. In diesem siebenten Jahr hielt ich überall Ausschau nach ihnen, oft überkam mich das Bedürfnis, den Mutterstock zu umarmen im Überschwang meiner Gefühle. Damals staunte ich, heute versuche ich, der Faszination auf die Spur zu kommen. Ist nicht das Aufrollen der Blütenblätter ein Gleichnis für das Wesentliche? Blatt für Blatt enthüllt sich ein Geheimnis, das im Innersten der Blüte zu liegen scheint. Dann aber fallen die Blätter leise zu Boden, nachdem sie geleuchtet und geduftet hatten. Mit den Blättern verliert auch die Mitte ihre Funktion, sie war nur Halt. Sie hatte sich durch sie ausdrücken können.

Hatte sich nicht auch mein Leben aufgeblättert von Jahr zu Jahr?

Ähnlich erging es mir mit Perlen, auch sie entdeckte ich erst in den letzten Jahren. Als ich jung war, hatte ich anlässlich meiner Promotion von meiner Mutter eine zarte Perlenkette geschenkt bekommen in einer Länge, die gerade den Hals umschließt. Ich hatte sie aber kaum getragen. Ihre Regelmäßigkeit erschien mir künstlich und ihre Wirkung recht farblos. Die Eleganz der Menschen, die sich mit solchen Ketten schmückten, meist noch in mehreren Reihen, schien mir suspekt. Heute aber, lange Jahre nach dem Tod meiner Mutter, liebe ich den stillen, bescheidenen Glanz der Kette, der sich verstärkt durch das Tragen. Ihr Wachstum in einer unscheinbaren Muschel hat lange Zeit gebraucht, um eine Verletzung hat sich Schicht um Schicht aufgebaut, ganz ohne Zutun. Jeder andere Schmuck bleibt von mir unberührt, nur nach meiner Perlenkette greife ich jeden Morgen. Sie spricht für mich.

Todesbilder

Als ich noch zu versinken drohte in der Finsternis meiner Verzweiflung, erschien mir der Tod in kurzen Augenblicken. Leicht war er und lieblich: über einem Tümpel schwebte eine Libelle und ließ ihre Farben im Licht spielen. „Herwig", rief ich, „bist du es? Hast du alle Erdenschwere hinter dir gelassen, selig im Licht?" Oder aus der Erinnerung an ein Kinderbuch[1] stieg die Gestalt einer Taube mit munteren Augen und einem schmückenden Ring um den Hals und nickte mir zu, verwandelt.

Als meine Enkelin Lena drei Jahre alt war, stießen wir ganz zufällig auf eine noch nicht lange tote Amsel neben einem Gebüsch. Ihre Federchen waren feucht vom Tau und ihre Flügel hingen zur Seite. Die Augen waren fest geschlossen. Täglich drängte nun das Kind, den toten Vogel zu sehen, immer an meiner Hand. Kleiner wurde er, obwohl sich seine Lage nicht veränderte. Die Federchen schienen zu schwinden und die feinen Knochen wurden sichtbar. „Siehst du", sagte ich zur Enkelin, die Amsel wehrt sich nicht mehr. Sie spürt nichts. Ihr wird auch nicht kalt. Sie kann nicht mehr atmen, nicht mehr singen, nicht mehr fliegen. Die Federchen, die Haut und die Knochen waren nur das Kleid für ihre Seele. Nun liegt es da und verdirbt. Irgendwann wird es ganz zerfallen und niemand von uns Menschen wird eine Spur davon finden. Nur die Seele hat es ganz leicht und licht. – Indem ich das Kind führte, gewann auch ich eine tröstende Einsicht.

---

1) Astrid Lindgren: Die Brüder Löwenherz, Verlag Oetinger.

Jahre nach Herwigs Verlust wanderte ich an einem sonnigen Herbstmorgen allein eine Anhöhe hoch. Völlig still erschien mir die Welt, und meine Augen suchten ihre kleinen Wunder in Form von Spinnweben und den glänzenden Perlen, die sie schmückten, oder von sich langsam färbendem Laub. Plötzlich fiel mein Blick auf einen langen, nackten Knochen mitten im taunassen Gras. Die frühe Stunde war gebrochen und mit ihr all ihr Zauber.

Eine Freundin überreichte mir als Geschenk ein kleines Päckchen. „Ich habe ihn auf einer Ausstellung gefunden", sagte sie. Ich löste vorsichtig das Papier von einem grauen, etwas unebenen und ein wenig fleckigen Stein. Der Gegenstand war aber leichter als ein Stein, es war ein Gebilde aus Ton. Erde war es in neuer Form. Kaum sichtbare, fein verzweigte Wurzeln breiteten sich auf ihm aus und umarmten den erkennbaren Kopf eines Menschen. Ein schlafender Stein aus Erde ist es. Oft nehme ich ihn seither in meine Hände und streiche über tief geschlossene Augen, über Stirne und Lippen und über das zart silbrige Äderwerk eines Baumes, über den vollendeten Stein, die vollendete Einheit. Das Fremde wird mir langsam vertraut.

Als ich noch keine Ahnung davon hatte, dass auch ich einmal dasselbe Schicksal tragen müsste, machte ich eine trauernde Mutter auf ein Gedicht aufmerksam, das mir sehr tröstlich erschien für den Tod eines Kindes:

Ruf

Mich ruft der Gärtner.

Unter der Erde seine Blumen
sind blau.

Tief unter der Erde
seine Blumen
sind blau.

„Ich erlebe anders" antwortete die Mutter ohne weitere Erklärung. Heute erschrecke ich: wie konnte ich je dieses Bild für einfühlend halten für den Tod eines Kindes! In Licht und Wärme geborgen möchte ich Herwig wissen, in einer grenzenlosen Welt. Nur so kann ich denken.

Was bleibt?

Nur, dass ich mich neu stelle
nur, dass ich wieder sehe
nur, dass ich dennoch liebe
das bleibt

über dem Abgrund.

Was ist zerstört?

Das, was ich glaubte
das, was ich sah
das, was ich liebte
das ist zerstört.

Das ist der Abgrund.

Das Bild, das man hinterläßt

Langsam fortgehn, ohne daß jemand
etwas merkt.
Ich verstehe nichts mehr.
Eine Tür in die Nacht öffnen,
nicht schwanken, sich entfernen,
als könnte nichts geschehn.
Man hinterläßt das Bild,
das sich manche von einem machen,
mit dunklen Stellen.
Langsam fortgehn, sein Tagebuch
hinter sich lassen,
Gehörtes, Gesehnes verschwindet,
unkorrigierbar,
den Willen ablegen wie
Benennungen –
Nacht, ein Wasser,
das vor den Fall kommt,
ein Rauschen, das man
nicht mehr wahrnimmt –
Tod, der einen endlich übernahm
vom Leben, das man führte.

Karl Krolow

VON DIR UND MIR, MEIN KIND

Die Suche 1

Manchmal rollt sich mein Leben auf wie ein bunt gewebter Teppich, und ich irre wie fremd hindurch. Ein Gewirr von Häusern und Landschaften lasse ich hinter mir, beschauliche Wege durch Dörfer und lärmende Straßen im Schatten von Mauern, Wiesen im Grün des Frühlings und schmale Steige auf steinigem Grund. In Wirbeln kreist es vor mir her, und Menschen gehen aus diesen hervor und winken mir zu, und ihre Gesichter werden für Augenblicke groß und klar und nähern sich dem meinen. Kühle Hände streifen meine heiße Kinderstirn, zärtliche Arme schlingen sich um mich und und lassen mich wieder los und weisen mich ab. Stimmen drängen an mein Ohr, aber ich höre nicht hin. Dann wird es hell und leer, und ich verharre atemlos: Aufrecht und lächelnd kommst du mir entgegen, und ganz unverletzt breitest du deine Arme aus, und ich laufe hinein wie ein Kind, und alle Last fällt von mir und ich denke: was hatte ich doch für einen schrecklichen Traum! Nun kann meine Suche ruhn, und neue Kraft strömt in mich ein, ich kann dorthin zurückgehen wo sie begonnen hat und langsam und gelassen mein Leben an mich heranlassen wie eine Frucht, die gereift ist an Stürmen und Licht.

Die Suche 2

Lange machte mich meine große Sehnsucht nach dir, mein Kind, dafür offen, um Verständnis für mich zu werben, die Tragik meines Lebens auszubreiten. Ich habe es aufgegeben und meine Suche nach dir ist still und unauffällig geworden.

Als ich einmal, von der befahrenen Straße kommend, die Haustüre aufschloss, fuhr der Mitbewohner, der schon länger über mir sein Zimmer hat und mit dem ich schon öfter freundliche Sätze gewechselt hatte, auf seinem Fahrrad daher. Das Gesicht des jungen Studenten war gerötet von der Winterluft, im Gruß spürten wir unsere Vertrautheit. Er betrat mit mir zusammen das Haus. Noch nie hatte ich es ihm gesagt, doch an diesem Tag brach es aus mir: „Sie sehen meinem Sohn so ähnlich, er hatte ihre Größe und so dunkle Augen wie Sie. Auch er studierte in Graz. Ich habe ihn verloren!"

„Ja?", sagte er und machte sich an seinem Fahrrad zu schaffen. Ich wartete ein wenig auf eine weitere Antwort, aber es blieb still.

Als ich daraufhin langsamer und gebeugter als an anderen Tagen die Stiegen zu meiner Wohnung hinaufging, rief er mir einen Gruß nach, den ich beantwortete.

Eines Tages erzählte er mir, dass seine letzte Prüfung bevorstünde. Bitte melden Sie sich, bevor Sie ausziehen, bat ich ihn, ich möchte den Abschied von Ihnen nicht versäumen. Vielleicht hatte er mich nicht erreicht, denn eines Tages war er weg. Nach deinem Schicksal hat er nie gefragt.

In einem großen Grazer Kaufhaus ist ein junger Verkäufer tätig, der mich so sehr an dich erinnert, dass ich ihn schon am liebsten fragen wollte: „Wer ist Ihr Vater?" Dann aber fand ich eine derartige Frage völlig absurd. Immer wenn ich mit der Rolltreppe auf seine Etage komme, halte ich nach ihm Ausschau, all die Jahre lang, nur um mich für kurze Zeit an seinem Gesicht, seinen Augen, seinen Ohren, seinen Haaren, seinem Gang festzuhalten. Oft bemühe ich mich, geschäftig zu wirken, um nicht aufzufallen. Einige Male schon hat er mich gegrüßt. Bin ich ihm schon bekannt?

Erinnerungen

Mein Alter wirft schon dunkle Schatten ins Gedächtnis. Wenn ich in Tagebüchern blättere, erkenne ich, wie viel an Erfahrenem verloren geht. Viele Erinnerungen sind aber eingewebt in mich, weil sie Glück bedeuten. Ich kehre in sie zurück wie in eine eng vertraute Landschaft. Sie richten mich auf, wenn mir mein vergangenes Leben grau zu werden droht, dennoch erlebe ich sie auch mit Wehmut.

Wenn du, ein Schulkind, das schon früh einen eigenen Schlüssel besessen hatte, die Türe zu unserer Wohnung geöffnet hattest, riefst du – noch nicht sichtbar – mit heller Stimme meinen Namen und begannst sofort mit dem Ausbreiten deines kleinen Alltags. „Wenn du nicht da bist, mag ich gar nicht heimkommen!“, sagtest du einmal.

Über viele Jahre blickte ich dir nach vom Fenster der hoch gelegenen Wohnung aus auf deinem Weg zur Schule. Deine Gestalt wandelte sich, aber immer dehnten sich unzählige Fäden zu ihr hin und zogen sich wieder zurück, wenn du meinen Blicken entschwandst.

Ich denke an die vielen Abende, an denen ich an deinem Bett saß und dir vorlas, auch noch in der Zeit, als du schon selbst ein wenig lesen konntest. Ich erlebte mit dir Spannung in den „Abenteuern des starken Wanja“, in der „Indianergeschichte“ oder im Märchen „Die Brüder Löwenherz“. In späteren Jahren bat ich dich manchmal, MIR vorzulesen. Am Weihnachtsabend nach dem Tod deines Vaters, den wir beide zum ersten Mal ganz allein verbrachten, hast du meinen Wunsch erfüllt mit dem Märchen von Andersen: „Die Schneekönigin“. Wir saßen einander gegenüber im warmen Raum beim Schein des siebenarmigen Leuchters, den du angesteckt haben wolltest, um die festliche Stimmung zu betonen. Ich hole mir deine volle, klare Stimme aus der Tiefe und lasse deine schlanken, feingliedrigen Hände das Buch halten. Ich höre die Geschichte von Kai und Gerda. Die Symbolik darin hatte auch mein Leben berührt: Mann und Frau in ihrer Fremdheit füreinander. Ein wenig wollte ich dich damit zurückführen in einen einfachen und dennoch sehr hintergründigen Text, denn du hattest dich nach der Pubertät immer mehr in theoretischen Denkgebäuden der Philosophie verirrt. „Die Antworten des Lebens sind nicht so kompliziert“, sagte ich dir oft. Es war MEINE Erfahrung, die deine war es noch nicht.

Ich, die immer vergängliche Stunden festhalten wollte, die ich die Gesamtheit des Lebens nicht aus den Augen ließ, habe deine reine Kinderstimme auf Kassette aufgenommen. Die direkte Berührung damit tut heute sehr weh, die Erinnerung ist milder und barmherziger.

Als kleiner, munterer Sechsjähriger singst du frei und überzeugt: „Hurra, ich bin ein Schulkind und nicht mehr klein!"

Und achtjährig: „Du Mutter, wenn ich größer bin, werd ich ein Schupo-Mann!"

Ein Kind mit einem großen Ranzen am Rücken läuft mir entgegen.

Ein weiteres Mal hielt ich mein Mikrofon bereit. Ich wusste, dass es deine letzte Gitarrenstunde sein würde, zu der deine junge Lehrerin in unsere Wohnung kam. Sie war stolz auf ihren Schüler, der so schnell begriff und sie meinte, sie hätte dir nun alles beigebracht, was sie dir vermitteln konnte. Sie sang mit dir zusammen zu den Klängen eurer Instrumente „Weißt du, wo die Blumen sind, wo sind sie geblieben?", alle Strophen davon.

Wenn ich davon schreibe, gehe ich gleichsam eine Treppe nach unten in eine tiefe Traurigkeit hinein. Ich versuche aber, sie wieder hochzusteigen zu einer anderen Erinnerung: Geistvoll heiter konntest du sein, genau im richtigen Augenblick. Einmal klagte ich über die Unordnung in der Wohnung – und ich tat es oft! Da packtest du mich ohne Worte einfach um die Taille und hast mich zu gesummten Walzermelodien über den klebrigen Küchenboden gewirbelt, dass ich in Lachen ausbrach.

Ich kann mich nicht oben auf der Treppe halten. Es zieht mich wieder hinab.

Mandelblüte sinkt hernieder,
doch es bleibt ihr Duft.
Japanisches Haiku

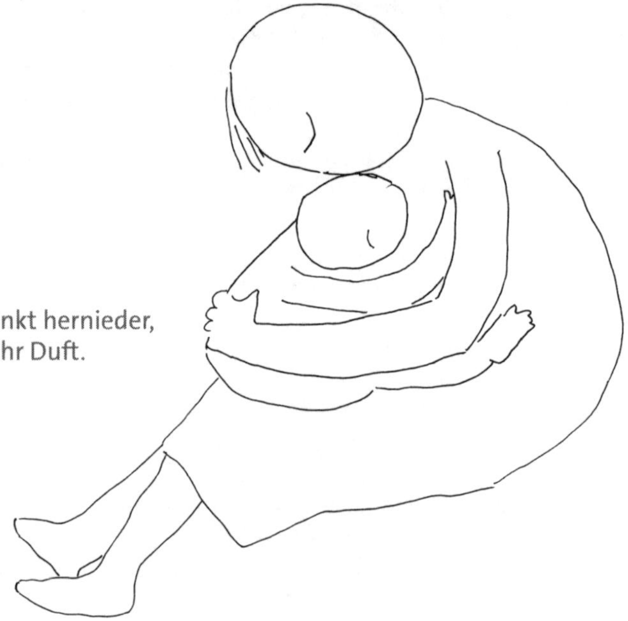

Ich, deine Mutter

Als deine Mutter stehe ich vor dir, mein Herwig, eine ältere Frau, die mit Gelassenheit auf die Veränderungen ihres Alters reagiert und deren schon immer bestehende Grenzen immer enger werden.

„Du hast dich nicht verändert", sagen die langjährigen Freunde, „sogar dein Haar hat seine Farbe behalten."

Nach außen scheint meine Bürde nicht sichtbar zu sein. In der frühen Trauerzeit hatte mich eine Frau im Gespräch beobachtet und mir dann zu meinem Erstaunen mitgeteilt: „Sie müssen ein glücklicher Mensch sein!" Worin könnte mein Glück bestehen? Dass ich viel Nähe zu Menschen erlebe und in gleichem Maße von ihnen zurückbekomme? Dass ich in Natur und Kultur Trost und Hilfe finde? In der starken Bewusstheit des Erlebens? In der Fähigkeit zur Sprache? Für dich, Herwig, waren diese Gaben nicht lebenstragend.

Wie hast DU mich erlebt, frage ich mich oft. Lange hast du mich mit den Augen eines Kindes gesehen und später mit denen des sich Lösenden. Wie jeder junge Mensch erlebtest du mich vermutlich in einer begrenzten Sichtweise, weil du zu sehr in die Fäden deines eigenen Lebens verstrickt warst. Unsicher war ich geworden in deiner Gegenwart und oft auf Rückzug bedacht, um dir nicht im Wege zu stehen. Jahre später wäre die Ausgangslage für ein Gespräch sicher günstiger gewesen.

Nun kann ich dir nicht mehr eingestehen, warum ich dir in der Sterbezeit deines Vaters in manchen Stunden keine gute Begleiterin war, seine langsame und wortkarge Auflösung in nächster Nähe hatte mich selbst einer schrecklichen Verwirrung ausgeliefert. Ich hätte auch großzügiger sein sollen in finanziellen Bereichen, es hätte dir das Leben erleichtert, wenn auch nicht deine Einsamkeit genommen. Aber Ängste vor den noch unbekannten Forderungen der Zukunft hatten mich eng gemacht und meine eigene Erziehung hatte mich geprägt. „Du hast den Status eines Studenten!", belehrte ich dich oft und dachte an deinen Vater, der sich selbst und mich neben dem Studium erhalten hatte. Der Abschnitt unserer Ehe, in dem wir ganz bescheiden lebten, in dem Wanderungen auf die Berge ein Erlebnis waren, war unser schönster gewesen. Wie sehr sich die Zeit gewandelt hatte, auch in Österreich, hatte ich außer Acht gelassen, ebenso meine eigenen geringen Möglichkeiten, Studium und Gelderwerb in Einklang zu bringen. Hättest du dich doch gewehrt! Sicher hättest du mich überzeugt! Was deine Schwester gut und selbstverständlich bewältigte, hat dich überfordert. – Kindlich verletzbar war ich in der Zeit deiner aufbrechenden Männlichkeit, überlegene Ruhe wäre dir hilfreich gewesen.

Das aber sage ich dir gerne: Mutter zu werden war schon die Sehnsucht meiner eigenen Kindheit gewesen. Mit kleinen Menschen zu leben, die ganz mit einem selbst verbunden waren, sie zu leiten und zu versorgen, das malte ich mir in allen Farben aus. Auch wollte ich mit meinen Kindern dem Leben ein Geschenk machen, denn ich war überzeugt, dass ihr wertvolle Menschen sein, Ideen entwickeln und weitergeben werdet. Ich nahm mir viel Zeit für euch, weil ich in meiner Kindheit die ruhige Zuwendung meiner berufstätigen Mutter vermisste. Da war Leben, das sich unter meinen Augen überraschend entfaltete, in verschiedener Weise beim Mädchen und beim Buben.

Meine eigene Kindheit floss ein in die eure. Meine wenigen Spielsachen, die ich bis dahin sorgsam geschützt hatte, gab ich euch ohne zu zögern. Da ihr unachtsam ward, ging das meiste davon verloren oder es löste sich auf. Ich habe nicht darum getrauert. Aus meiner kargen Kinderzeit – sie fiel in die Kriegs und Nachkriegsjahre – holte ich die Lichtpunkte, die besonders in Festen verkörpert waren. So gut ich konnte, versuchte ich euch den Zauber der Winterzeit zu vermitteln mit Lichtern und Düften. An langen Abenden, nachdem ich euch zu Bett gebracht hatte, nähte ich aus sorgsam gewählten Materialien Kleider für eure Puppen und Tiere und vergaß dabei, dass ich längst erwachsen war.

Auch ich kenne das Gefühl sehr wohl, dem Leben schlecht gewachsen zu sein, es hat mich lebenslang, besonders aber in Kindheit und Jugend begleitet. Still, scheu und mit geringer Fähigkeit, Angriffe abzuwehren, stand ich immer ein wenig verloren schon in Kindergruppen. Aus ihnen erspürte ich bereits die harten Forderungen des späteren Lebens. Auch war es mir seit jeher schwer gefallen, mich für Aufgaben aufzuteilen, ich kann nur **eine** Sache **zu einer bestimmten Zeit** gut bewältigen. Wie ein Seismograph erspüre ich Stimmungen in meinem Umfeld, und diese rufen viele Fragen in mir hervor, die mich gefangen nehmen und begleiten. Etwas zu begreifen ist mir zu einem Grundbedürfnis geworden und zu einer Notwendigkeit.

Eine große Wandlung meines Lebensgefühls brachte die Zeit meines Studiums, ich hatte das Fach Psychologie richtig gewählt, damals noch ein Außenseiterfach mit wenig Teilnehmern. Zu den anderen Studenten und zu den Lehrern war ein persönliches Verhältnis möglich. Noch im Elternhaus wohnend, lernte ich bald deinen Vater kennen, einen Studienkollegen, der mit beiden Beinen im Leben stand, mir Sicherheit gab und mir für Jahre ein Leben nur für die von uns gegründete Familie erlaubte. An dieser begrenzten Aufgabe konnte ich wachsen. Eine Berufstätigkeit, für die ich mich kräftemäßig und auch fachlich schlecht gerüstet fühlte, konnte ich auf ferne Zeit aufschieben. Als mich mit 38 Jahren die Wirklichkeit meines Lebens einholte, bedeutete der Ausstieg aus meinem Schonraum eine schwere Krise. Nach einigem Zögern beschloss ich aber, mein Leben als Aufgabe und Herausforderung anzunehmen und diese nach besten Kräften zu bestehen. Fluchtversuche gab es für mich danach keine mehr, auch nicht nach dem Schlimmsten, was mir Jahre danach passieren konnte, deinem Verschwinden. Meine depressiven Stimmungstiefs, die mich viele Jahre begleitet hatten, wichen einem viel freieren Lebensgefühl. Finanziell blieb ich gesichert, auch nach dem frühen Tod deines Vaters.

So haben mich in entscheidenden Jahren die Zufälle des Lebens viel günstiger getroffen als dich. Eine langsame Reifung entspricht nicht unserem gegenwärtigen Zeitgeist. Es war dein heimlicher Wunsch, Privatgelehrter zu sein, in geschütztem Raum für die Wissenschaft zu leben – wie ich in diesem Alter für meine neu gegründete Familie. Du hast dich gerne an alten Lebensmodellen orientiert, der beschauliche Entwicklungsroman „Nachsommer" von Adalbert Stifter war eines deiner Lieblingsbücher, Literatur des 19. Jahrhunderts als nicht zeitgerechte Lebenshilfe. Du träumtest von einem engagierten Studium im hoch gelegenen „Studierkämmerchen", aber die Realität sah anders aus. Unsere Zeit fordert und drängt unbarmherzig in immer neue Bereiche hinein, rasche Umstellung, Durchsetzung, Termindruck sind ihre Fordernisse. Wer alles so gründlich durchdenkt und so oft hinterfrägt, wie du es tatest, bleibt zurück.

Auch für mich war besinnliche Literatur wie die Stifters die meiste Zeit meines Lebens ein Seil, an dem ich mich festhielt, sie beruhigt und ordnet. Mir erlaubte meine Lebensform, dabeizubleiben, dir die deine nicht. Heute prüfe ich gerne die Werte, die sie mir in frühen Jahren vermittelte. Sie halten dieser Prüfung oft nicht mehr stand, dennoch liebe ich meine Begleiter wie ehedem.

Hätte dich die Liebe gestärkt? Ich hatte so sehr gehofft, dass sie dir stützend begegnet. Aber auch sie stellt heute andere Bedingungen als in meinen jungen Jahren, sie wird bewusster geprüft und sie entlastet nicht von umfassenden Aufgabenbereichen.

Ein Geschehen fiel wie ein Blitz in die Jahre meines beglückenden Mutterseins, es hat dir und mir die Tragik des Lebens mit einem Male eröffnet. Es drückte mir meine Machtlosigkeit als Mutter auf wie ein gewaltsames Siegel. Wir haben kaum darüber gesprochen, wie ICH damals empfand. Ich lebte nach außen weiter, als ob ich es annehmen könnte, wohl noch zu jung, um das Entsetzen zu verarbeiten. Du hattest im Hause meiner Mutter kochendes Wasser über dich gegossen. Ich war im Nebenraum in ein Gespräch vertieft gewesen, und erst dein durchdringendes Schreien holte mich heran. Ich riss dir die Kleider vom Leib, was ich hätte vermeiden sollen. Ich rief nicht den Notarzt, sondern brachte dich selbst in die Klinik. Du warst erst zweieinhalb Jahre alt, und ich musste dich der Sterilität wegen allein lassen und durfte dich in der kommenden Zeit nicht einmal besuchen. Wie hätte dein kleiner Geist das alles verstehen sollen? Als ich dich abholte, hast du dich an die Krankenschwester geklammert. Dein makelloses Körperchen war zerstört. Stumm habe ich all die Jahre dein Leid mitgetragen. Was war zerbrochen worden? Erst heute steht mein „Versagen" von damals auf und mischt sich mit allen anderen Schuldgefühlen.

Nach deiner Geburt war ich überzeugt, dass du als Mann es leichter haben würdest als ich. Männer erobern die Welt – das war der Zeitgeist, in dem ich aufgewachsen war und der mein Frausein von Anfang an in den Schatten stellte. Deswegen konnte ich auch deinem Vater mein Leben voll anvertrauen. Dass nicht das Geschlecht, sondern vorwiegend die Anlagen bestimmend sind für die Selbstbehauptung des Menschen, das habe ich viel später erkannt. Dass ich viele meiner Anlagen an dich weitergegeben habe, lebenserschwerende wie auch lebenstragende, das hat mich mit dir besonders verbunden, aber auch verunsichert und schließlich getäuscht. Letztlich vertraute ich aber darauf, dass dein Weg dem meinen sehr ähnlich sein würde: du würdest wachsen an den Hindernissen des Lebens. Die Einsicht könnte dich stärken, dass schon ein geringer Erfolg die Basis eines weiteren sein kann. Ich hatte zu wenig bedacht, dass der Mensch viele Wahlmöglichkeiten hat: er kann dem Leben geduldig standhalten oder er kann es verweigern. Du hattest anders gewählt als ich.

Es scheint dennoch Bereiche zu geben, die den Unterschied der Geschlechter ausweisen und die unsere Wege so verschieden werden ließen. Ist Mitteilungsfähigkeit vielleicht doch eine in den Frauen liegende Eigenschaft? Bei mir formten sich viele Worte für mein Leben erst ab dessen Mitte, weil sie die Zeit erst damals anzubieten begann. Dann aber teilte ich dieses ohne Scheu mit. Ich weiß, dass es dir oft peinlich war, wenn es sich um sehr Persönliches handelte, wie um Schwächen in unserem Familiensystem. Ich kann dir nur versichern, dass mein Aussprechen in der Absicht geschah, mich zu entlasten und mir Klarheit zu bringen. Nie hatte ich das Gefühl, mir eine Blöße zu geben, ich stand ein für mein Leben und erlangte Gleichgewicht. Freilich frage ich heute oft, ob es recht war, meine Familie zu involvieren, damals aber war ich überzeugt von der Notwendigkeit. Immer hatte ich gehofft, dass ich dich beeinflussen könnte mit meiner offenen Art, du hast dich aber mit zunehmendem Alter immer mehr auf dich selbst zurückgezogen. Worte für deine jeweilige Lage hast du in reichem Maße besessen, du warst ein Mensch der genauen Sprache, und ich habe diese Begabung immer mit

Freude gesehen. Gerne hätte ich dich in meinem Berufsfeld erlebt, du hast Konflikte sehr gut erkannt und warst als Berater gesucht. Hattest du dich an deinem verschlossenen Vater orientiert, erst recht nach seinem Tod? **War ich als Frau kein Vorbild für dich?**

„Bin ich Vater ähnlich?", war eine deiner überraschenden letzten Fragen an mich. Ich bejahte es, weil ich in diesem Moment spürte, dass dir diese Antwort aus irgendeinem Grund wichtig sei. Hattest du bei dieser Frage an die Konsequenz deines Vaters gedacht, mit der er sein Leben beendete, als er es für niemanden mehr von Nutzen empfand? War es auch so, dass du dir auf eine Öffnung in Bezug auf deine Probleme keine Hilfe erwartet hast? Das Leben lag noch lang vor dir. Warst du müde darin geworden, vergebliche Hilferufe auszusenden?

Auch dein Schicksal hat meine Faszination, die für mich von Kindern ausgeht, nicht mindern können. Höre ich ihre kleinen hellen Stimmen im Hof, auf den das Fenster meines Arbeitszimmers führt, eile ich hin. Immer muss ich dabei an dich denken, mein Herwig, wie ich teilnahm an den Kinderspielen von der hoch gelegenen Wohnung aus in Köln. Du warst einer in einer ganzen Schar, du bist mitgeschwungen in ihrer Begeisterung und Lebensfreude. Immer gab es bestimmte Moden, die bei euch auftauchten. Ich besitze ein Foto von euch Jungen im Fußballdress, mit festen Knieschützern und bunten Leibchen. Ich hatte darauf eine Zahl nähen müssen, groß und leuchtend. Heute sehe ich diese Zeit wie einen Traum, aus dem ich erwacht bin. Er liegt weit, weit zurück. Wann hatte die Lebenskraft begonnen, aus dir zu schwinden? Ab wann hat sie sich nicht mehr regeneriert? War es eine Krankheit, die allmählich durchdrang, oder bist du nur in eine falsche Zeit hineingeboren worden? Oder in eine falsche Familie?

Meine grundlegende Wesensart, die mein eigenes Leben erschwerte, hat keine Überwindung und keine Einübung löschen können, auch eine Reihe von Ängsten ist mir geblieben. Das praktische Leben schaffe ich immer noch mit ziemlicher Mühe. Ich möchte mein Leben nicht neu beginnen, verfolge es dennoch weiter mit oft wehmütiger Neugier. Ich suche heute gerne die Stille, aber in diese Stille hinein tönt das bewältigte und gelebte Leben wie eine gewaltige, sinnenerfüllende Melodie, schwermütig und dunkel, disharmonisch schrill, schmerzlich dumpf und doch wieder leicht, zärtlich und glockenhell. Die schönsten und wertvollsten Klänge darin bleiben meine Kinder.

Ein kurzer Nachtrag ist mir noch wichtig. Vor einiger Zeit schaute ich lange gebannt auf die Wiedergabe eines Gemäldes von 1559 von Pieter Bruegel. Mir war bewusst, dass das Bild mit mir zu tun hat: ein Greis lehnt sich über eine Brüstung und kippt einen großen Korb mit feinen Vogelfedern aus, die vom Wind ergriffen in die Luft wirbeln. Vermutlich hatte er sie in jahrelanger Kleinarbeit sorgfältig gesammelt. Ich erfuhr, dass es bei diesem Motiv um die alte niederländische Redensart geht: „Jemand schüttet die Federn in den Wind“, was bedeutet: „Alle seine Mühen waren umsonst.“ Der Blick des Greises, der auf den Betrachter gerichtet ist, ist gezeichnet von ratloser Bitterkeit. Nein, dachte ich, dieser Aspekt wird in meinem Leben nicht die Übermacht bekommen, auf gar keinen Fall.

An Herwig

Was hast du gedacht?
Was hast du gefühlt?
Was hast du gewusst?

Ich, deine Mutter, kannte dich nicht.

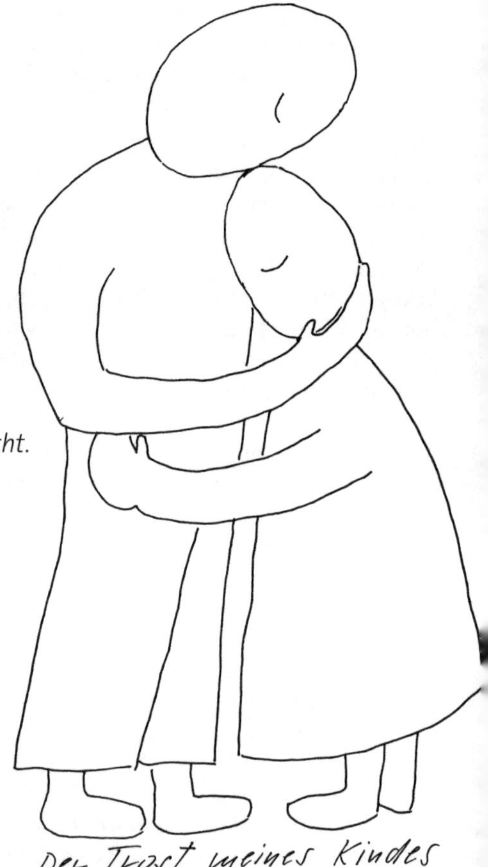

Der Trost meines Kindes

Ein Brief aus einer anderen Zeit

Von den vielen Briefen an dich, mein Kind, die sich in meinen Tagebüchern finden, von denen du aber nichts wusstest, will ich einen hier festhalten. Es ist der, den ich dir an deinem letzten Schultag schrieb. Davor möchte ich aber noch ein wenig dein Leben reflektieren, denn immer noch umkreise ich es auf der Suche nach neuen Zugängen, immer noch versuche ich, dem Rätsel deines Lebensentzuges näher zu kommen.

Früh wurdest du ein kleiner Kamerad. Einige Jahre sah man uns, dich und mich, durch den kleinen Ort gehen, in dem wir damals wohnten, meist einem Spielplatz zu. Gerne hast du deine kleine Hand dabei in meiner gelassen, immer wieder kehrtest du dahin zurück. Gleichaltrige waren dir in dieser Zeit nicht wichtig. Nichts entging deinen Augen, immer fülltest du die Taschen deiner Kleider mit Fundstücken, die du dann zu Hause geordnet hast: Steine, Knochen, Nägel, Streichholzschachteln mit verschiedenen Motiven. Du hattest dein Wissen auf eigene Art aufgebaut, die Schule später hat dich wenig angezogen. Wie viel konnte ich dir damals vermitteln, dir Antwort geben auf die unzähligen Fragen, wie das Leben wohl zusammenhänge. Ich war sehr bemüht, dir offen die Tatsachen nahe zu bringen, eine Forderung der Zeit damals, die tieferen Geheimnisse hatte ich selbst noch nicht erfahren.

Sehr früh war deine Bewusstheit angelegt, sie war deiner Lebenszeit immer voraus. Dazu wolltest du immer Besonderes leisten und Anerkennung spüren – eine lebenserschwerende Anlage. Schon in den Kleinkindjahren hast du Bedenken davor geäußert, einmal erwachsen zu werden: „Ich kann es mir einfach nicht vorstellen!"

Zu leben war nicht selbstverständlich für dich. Wie sehr erschrak ich, als du, siebenjährig, „aus heiterem Himmel" (so notierte ich) abends im Bett klagtest: „Ich wollte, ich wäre nicht geboren worden, ich weiß nicht, wie ich das Leben einmal schaffe!" Meine Worte der Beruhigung, die ich dir damals mitgab, habe ich nicht notiert. Hatte ich Fragen nach den Ursachen deiner Ängste gestellt? Wie viel könnte ein Siebenjähriger davon in Worten mitteilen? Wie unerfahren darin, Hilferufe zu erkennen, war ich damals noch! In den nächsten Monaten wiederholten sich die Klagen. „Ich bin der Einzige im Haus, der sich Sorgen wegen des Erwachsenwerdens macht!"

Wie glücklich war ich dann, als du mich mit acht Jahren in der Küche plötzlich stürmisch geküsst und auf meine erstaunte Frage nach der Ursache geantwortet hast: „Weil du mir das Leben gegeben hast!"

In der folgenden Zeit warst du ausgeglichen, und du hast dich oft darüber geäußert, wie gemütlich du unsere Wohnung fändest, wie geborgen du dich darin fühltest. An Liebesbezeugungen mir gegenüber hast du nie gespart. Als du schon zur Schule gingst, schobst du, wenn ich mich zu Mittag ein wenig in meinem Zimmer ausruhte, oft einen kleinen Zettel unter der verschlossenen Tür durch, auf der eine liebevolle Notiz oder ein rotes Herz leuchtete, natürlich oft verbunden mit Fragen. Die meisten dieser Zettel habe ich aufbewahrt. Du konntest es schwer ertragen, dass ich nicht erreichbar war.

Lebensfreude und Lebensangst waren bis weit über die Pubertät hinaus deine Begleiter. In dieses Lebensgefühl mischten sich schwere Traumata. Meine Einflussnahme auf dich wurde immer geringer, besonders als wir nach deinem Abitur auch weit getrennt voneinander lebten. Dass du deinen eigenen Weg finden wolltest, fand ich sehr wichtig, ich hatte ja auch versucht, deine Erziehung dahingehend anzulegen. Dennoch frage ich mich heute oft, ob ich dich durch meine Interessen, die bei dir lange auf so fruchtbaren Boden fielen, wirklich frei werden ließ, ob ich dich nicht immer wieder zu mir zurückgeholt habe. Jedenfalls hast du deine Eigenständigkeit oft betont. In dein Leben als Student hatte ich schon wenig Einblick, mit deinem Studienwechsel hattest du mich überrascht: „Die Philosophie hat mir nicht das gebracht, was ich erhofft hatte!" Als du dich dann zur Medizin entschlossen hattest, machte ich dir Mut zu diesem ganz neuem Versuch abseits der Familientradition, meinte, deine sozialen und pädagogischen Fähigkeiten könntest du als Arzt gut gebrauchen. Es konnte dennoch vorkommen, dass du mich in Briefen bestätigt hast: „Wie du damals gesagt hattest ...", und manchmal schien es mir, als ob du auch ein wenig stolz auf meine Tätigkeit warst und mir ähnliche Begabungen bei dir beweisen wolltest. Meine Briefe an dich hattest du wie alle anderen in einer Schachtel aufbewahrt und ich die deinen.

Unter meinen vielen Zeichnungen, mit denen ich in meiner schwersten Zeit meine oft aus dem Unbewussten kommenden Gefühle zu dir festhielt, ist auch das Motiv eines jungen Baumes, dessen Stamm, von einer festen Stütze losgebunden, sich nicht allein halten kann. Mit ausgerissenen Wurzeln liegt er am Boden. War ich deine Stütze? Überschätze ich mich gewaltig? Oder war ich dir gar Last geworden?

Lieber Herwig, *8. 3. 1985*
heute feierst du und dein Jahrgang den letzten Schultag. Ich ging gerade, vom Einkaufen kommend, an eurer Schule vorbei und sah eine Schar gesprächiger Schüler in der „Raucherzone", Brötchen in den Händen, dahinter eine weiße Fahne gehisst. Ihr freut euch über diesen Anlass und denkt noch nicht, dass ihr von nun an ein Mehr an Verantwortung tragen müsst.

Für mich, deine Mutter, ist die Schulzeit rasend schnell vergangen. Der erste Schultag – auch für mich ein innerer Aufbruch-, die Grundschulzeit mit der Lernaufsicht, den Rechtschreibübungen und den Diktaten, das Suchen nach vergessenen Sportsachen beim Hausmeister, das Miterleben von Schulfeiern, das Teilen der eigenen Wirkung mit der Bedeutung der Lehrerin. Der nächste Schritt, ein weiterer Aufbruch in mir, der für dich noch nicht durchschaubare Gang zum Gymnasium. Du warst noch ein kleiner Junge damals, mit heller Stimme und doch stolz, meilenweit von den „I-Dötzchen" entfernt zu sein. Eine erste Kritik an mir wurde damals wach, du fandest meine Kleidung nicht passend, die ich für meine Begleitung zur Schule gewählt hatte. Eine blaue Jeans hättest du passend gefunden, und ich trug eine weiße Hose! Ich sollte wohl den anderen Müttern gleichen! Der Stolz, nun ein Gymnasiast zu sein, war aber spürbar und hat dich mit neuem Lernantrieb erfasst.

In den folgenden Jahren bekam ich zunehmend Freiheit, um mein eigenes Leben auszubauen, und ich vermute, du hast es gerne gesehen. An deinem Schulleben nahm ich weiter teil als Teilnehmerin in der Schulpflegschaft, als Vertreterin in Fachkonferenzen. Zu den Lehrern hatte ich ein persönliches Verhältnis. Ich kannte deine Freunde und durchlitt mit dir die Verletzungen durch die Mitschüler, bangte mit dir vor Klassenarbeiten.

Du hast dich in den letzten Tagen mir gegenüber mehrfach geäußert, wie befreit du seist, dass deine Schulzeit nun endgültig vorbei ist, du müsstest die Schule dann nur noch für das Abitur betreten. Ich freue mich, dass du die Zukunft nicht als bedrohlich erlebst, dich nicht an das Vertraute klammerst. Deine Freude hilft mir, dich und deine Welt, an der ich teilnahm, loszulassen. Später einmal wirst du vielleicht Sehnsucht haben nach der Selbstverständlichkeit unseres aufeinander Angewiesenseins, nach Ritualen unserer kleinen Gemeinschaft, in der Vater und Schwester in den letzten zwei Jahren schon fehlten. Ich glaube aber, das Alleinsein mit mir hat dir auch gut getan. Du konntest deine Gedanken ohne Bremsung aussprechen, damit dir und deiner Begabung besser klar werden.

Wir beide haben in den letzten Jahren oft „geistige Spiele" gespielt, in denen du mich ziemlich herausgefordert hast und mich immer wieder in Frage stelltest. Ich glaube, es hat uns beide weitergebracht. Wir lernten voneinander, etwas von unserer „Grandiosität" abzugeben und unsere Individualität, unser Getrenntsein anzunehmen.

Immer wieder hat es Zeiten großer Sorge für mich gegeben, in denen ich nicht einschätzen konnte, wie viel Mut du hast, das Leben aufzunehmen, sich ihm zu stellen. Ich wusste dann nicht, ob ich dich in deinen Kinderjahren falsch begleitet, ob ich Kräfte übersehen hatte. Keinen gab es, der mir die Verantwortung für dich hätte abnehmen können. Es hat sich alles gelöst. Du hast bewiesen, dass du die Fähigkeit zu leben besitzt. Ich bin stolz auf dich. Für mich ist eine Aufgabe erfüllt.

Deine Mutter

Du hast dich verirrt,
den Glauben an tragende Liebe
hast du verloren,
nicht fassen konntest du
deinen Wert.

Auf kahlen Feldern irrtest du
in der Leere.

In dieser Leere verhallt nun
der Schrei meiner Liebe.

Das Leben hat dich verwirrt.
Es entzog dir die Hoffnung.

Und ich lebte mein Leben
und wusste es nicht.

*

Du hast dich beraubt
des vielen Schönen des Lebens,
das du noch nicht
in der Tiefe erkannt.
Es hätte gezeigt dir,
dass es lohnt sich
zu leben.

Du hast dich entzogen
den großen Lasten,
vor denen wir atemlos stehn,
die uns reißen aus jeglicher Bahn,
an denen wir tragen so schwer.

Du hast nicht gewartet,
bis du reich an Erfahrung
und aus ihr hättest geschöpft
den rettenden Mut.

Zu früh
erlosch deine Neugier,
erstickte die Kraft
für den Kampf.

Du warst so wach,
wolltest sehen und lernen,
konntest staunen, dich freun.

Ich habe zu wenig gepackt in die Zeit,
die du gelebt.
Ich habe dir vieles versagt,
denn ich dachte an Pflicht.

Ich sah zu sehr
nur die Zukunft.

*

Ich wollte dir schenken
eine sorglose Kindheit,
ich konnte es nicht.

Ich wollte dir öffnen
die Tore des Lebens,
du ließest mich nicht.

Ich wollte dir übergeben
meine inneren Schätze,
sie drangen nicht ein.

Dein eigener Weg führte weg aus dem Leben,
und doch war es deiner
von Anbeginn.

Leben bedeutet Gelingen
und Scheitern.

Abschiede von dir

Nicht der Tod deines Vaters war die größte Wende in meinem Leben, mein Sohn, sondern ein Abschied von dir, der sich kaum von den unzähligen vorausgegangenen unterschied, die meisten davon schon vergessen, denn du warst nach allen wohlbehalten zurückgekehrt. Dieser eine Abschied kurz vor deinem 23. Geburtstag zerschnitt meine Welt, für ihn galt kein Wiederkommen. Groß und schmerzlich rückt er immer wieder in meine Erinnerung. Eine Kontinuität war ganz plötzlich abgerissen wie ein großes, vertrautes Konzert, dem ich mich hingegeben hatte. In einer Woche wollten wir uns wiedersehen. An der Haltestelle beugtest du dich herab zu mir zu einem flüchtigen Kuss. Ich bin gespannt, was du mir erzählen wirst, wenn wir uns treffen, sagte ich. Dann stiegst du in den Bus, löstest die Karte, nahmst Platz am Fenster, der einzige Fahrgast. Ich sah dem fahrenden Bus nach, die Hand zum Winken bereit, du aber blicktest zu meiner Verwunderung nicht mehr zurück.

Eine Woche danach nichts als Leere, bis der Schmerz und das Entsetzen wie Geschoße auf mein Leben fielen und es bis zur Unkenntlichkeit zersprengten.

Du warst 10 und wir verbrachten wie jedes Jahr die Sommerwochen in Österreich. Es war heiß, und die ersten Wolken ballten sich dunkel am Himmel. Du hattest gebettelt, mit deiner jüngeren Cousine einen Ponyhof besuchen zu dürfen, ihr beide ganz allein. Der Weg dahin führte bergab durch Wiesen, weit über die Sichtweite hinaus. Ihr musstet auch eine Autostraße überqueren. Braute sich da nicht ein Unwetter zusammen, dem ihr in freier Natur ausgeliefert wart? Warst du als Stadtkind diesen Gefahren gewachsen? Eigene kindliche Gewitterängste wurden in mir wach, der Tatsache schon entwöhnt, Wetterveränderungen in meiner Heimat einschätzen zu können.

Damals kamst du heil zurück.

Mit 15 warst du sehr uneins mit dir selbst, und für mich war deine Begleitung oft ziemlich schwierig. Es war ein Haften an mir spürbar und ein Zerren in eine andere Richtung, wonach sollte ich mich richten? Wieder war es in den Ferienwochen im Sommer, ganz allein wolltest du eine Bergwanderung machen. Ich will auf den Gipfel, hast du verkündet. Meine Ängstlichkeit vor Abstürzen drängte sich auf, hatte ich dich bei Gratwanderungen an gefährlichen Stellen doch oft am Hemd festgehalten, als du noch Kind warst! Das Wetter ändert sich in den Bergen oft schlagartig, das wusste ich, und unerfahren warst du noch immer. Ich ließ dich gehen, und als du am späten Nachmittag unbeschadet wiedergekommen bist, fiel eine große Last von mir. Du hattest mit diesem Alleingang an deiner Unabhängigkeit gebaut. Du sprachst aber davon, dass es dir unheimlich war, so ganz einsam inmitten des Gerölles an deinem Ziel und dass du es bald verlassen hättest. Brachte diese Mutprobe eine Stärkung deines Lebensgefühls?

Wenige Tage vor unserem letzten Abschied hast du dieselbe Route in den Bergen wiederholt, wieder im Alleingang und um eine längere Strecke erweitert. Du warst in meinen Augen inzwischen zum entschlossenen jungen Mann gereift, und viele Ängste um dich hatten sich in den allgemeinen Anforderungen an mich selbst größtenteils verflüchtigt. Ich hatte dich aber gebeten, deine Route genau aufzuschreiben, damit ich Anhaltspunkte für eine Suche hätte, wenn du dich verirrst.

Auch dieses Mal kamst du zwar erschöpft, aber zeitgerecht zurück. Ich konnte deinem weiteren Weg vertrauen.

Hattest du an jenem Tag in der Einsamkeit der Natur die Entscheidung zum letzten Abschied getroffen? Warst du damals schon dabei, das Leben loszulassen?

Abschied von Gegenständen

Wie habe ich es geschafft, Dinge, die mit dir zusammenhingen, loszulassen? Ob ich es heute überhaupt noch schaffen würde? Die wenigen Dinge, die mir geblieben sind, achte ich wie Reliquien. Die meisten davon bewahre ich im Verborgenen, um dieses Leben **darüber** nicht zu gefährden. Wie habe ich es damals gekonnt, nur zwei Jahre danach, deine wenigen Habseligkeiten zu verschenken? Die Kraft des Überlebenwollens hat mich dazu getrieben, eine Kraft, der ich mich damals überließ ohne große Bedenken. Die Hände des Lebens hatten schon gegriffen nach mir und mich weitergezerrt in ein neues Leben, in Leuchtlettern hielten sie mir Aufgaben entgegen, für die ich noch nötig war. Verschwende dich nicht an Unveränderliches, war ihre harte, grausame Botschaft. Ich gehorchte.

1) Der vorbereitete Abschied

Da war der schwere Abschied von deinen Kleidern, mein Kind. Ich war umgezogen und hatte meinen Wohnraum verkleinert, ich musste haushalten mit dem Platz. Über Wochen hatte ich gezögert, es zu tun, aber der Krieg im Nachbarland hat mich den Ruf nach Kleiderspenden auffangen lassen. Menschen in Not wollte ich helfen!

Etwas Besonderes sollte dieser Abschied sein, etwas Feierliches, in meiner Einsamkeit vollzogen. Du hattest mir einmal eine Platte von Elgar geschenkt, wehmütig zarte Musik, sie bildete den Hintergrund. Jedes einzelne Kleidungsstück ging durch meine Hände, ich fühlte den Stoff und rief ihre Geschichte zurück. Die letzten Jahre deines Lebens taten sich nochmals auf, die verschiedenen Gewebe sogen meine Tränen in sich ein und verschmolzen mit ihnen. Zärtlich strich ich über sie, denn sie hatten deinen Körper geschützt. In meinen Händen verloren sie ihre Dinghaftigkeit, sie waren Boten aus einer anderen Zeit, kostbar und unwiederbringlich.

Mit **einer** Feierstunde hatte ich es nicht geschafft, ich musste sie wiederholen, Schritt für Schritt. Ich packte alle Kleider nochmals aus dem zurechtgerichteten Karton und drückte sie an mein Gesicht, bevor ich sie endgültig losließ. Meine Sinne tragen ihre Spuren.

Noch heute bleiben meine Blicke an jedem blauen Lodenmantel hängen, es war dein erstes größeres selbst gekauftes Stück. Es sollte deine Identität in der Stadt Graz stärken, wohin du nun gezogen warst und deren Sprache dir nicht vertraut war. Mit großer Hoffnung hattest du dein Medizinstudium begonnen und ein derartiger Mantel war dir an vielen deiner Kollegen aufgefallen. Die Zugehörigkeit, die du ersehntest, hat er dir nicht gebracht.

Von mir selbst gestrickte Westen hatte ich ebenso weggegeben, Geschenke an deinen Vater, die du nach seinem Tod getragen hattest. Wolltest du damit ein Stück von ihm herüberretten? Wie sehr hatte dir ein Vater gefehlt? War es gut gewesen, dir die Kleider eines Toten zu überlassen?

Jedes Stück hatte seine eigene Geschichte, die ohne dein Schicksal belanglos geblieben wäre, nun aber ihren Wert erhielt.

Neben wenigen Stücken, die ich behalten hatte, diesem ärmlichen Auszug aus einer überreichen Welt, verwahrte ich einen besonderen Schatz: Deine zuletzt getragenen Kleider, durchdrungen von deinem Geruch, behaftet von Zellen aus der Zeit deines Lebens darin. Welch ein Rest von Leben, an den ich mich klammerte!

Nur die Erinnerung lässt dich mir in voller Gestalt entgegentreten und manchmal der Traum.

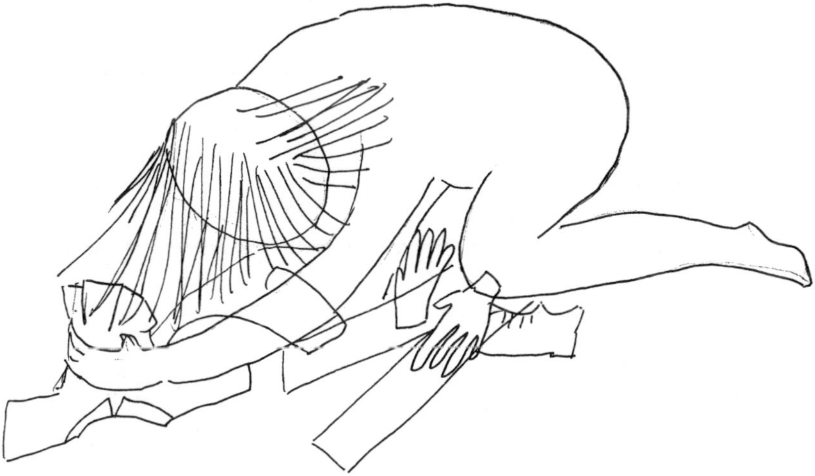

2) Der erzwungene Abschied

Als kleiner Bub warst du ein unermüdlicher Sammler und Forscher wie viele andere auch. Früh lockten dich Briefmarken, die du vorerst nach Motiven ordnetest und später nach Wert. Das meiste deines Taschengeldes stecktest du in den Kauf, und ich war oft ungehalten darüber gewesen. Ein schon greiser Briefmarkenhändler war Mitbewohner in unserem Haus und du hattest manche Stunde bei ihm verbracht.

Unter deiner so bescheidenen zurückgelassenen Habe fand ich auch das Markenalbum, das aber schon viele Jahre nicht mehr von Interesse für dich gewesen war. Diese Welt war mit der Pubertät für dich abgeschlossen. Im hilflosen Wunsch, möglichst vieles aufzuteilen und jemandem damit Freude zu machen, hörte ich von einem Interessenten. Im Rahmen eines gemeinsam besuchten Musikabends sollte ich ihm das Album übergeben. Je näher der Abend kam, desto schwerer erschien mir die Trennung. Dennoch trug ich es in einer Tüte zum Treffpunkt, diese fest umklammernd. Ich wollte mein Versprechen halten. Von meinen Begleitern wurde ich gedrängt. „Dort steht der Mann, gib ihm die Marken!" Ich gehorchte, denn ich war damals am Tiefpunkt meiner Verwirrung und hatte keinen Willen. Das Empfinden für richtiges oder belastendes Handeln war mir abhanden gekommen. Mit kurzem Dank nahm der Sammler an, in der Erinnerung erscheint mir sein Zugriff hastig. Dann stand ich da, mit leeren Händen und plötzlich unendlich verarmt.

Ich habe den Mann, der der Familie meiner Schwester gut bekannt ist, bisher nicht wiedergesehen. Ich habe aber auch den Wunsch, eine Begegnung zu vermeiden. Ich hatte ihm einmal eine ganze kleine Welt übergeben, die mir immer bewusster wird: die Erinnerung an kleine, vielleicht ein wenig klebrige Kinderhände, die mit der Pinzette vorsichtig nach den Marken griffen, die die Lupe über die Motive gleiten ließen, begleitet von begeisterten Ausrufen, was man da an Wissen zusammentragen konnte und welche Schätze sich wohl anhäuften für das Leben später. In meinem Tagebuch – du warst damals 10 Jahre – habe ich eine Aussage von dir festgehalten:

Herwig hat Angst, dass ich sterben könne, spricht von der großen Trauer, die er dann fühlen würde: „Ich verkaufe dann alle meine Briefmarken und setze dir einen Grabstein in Form eines roten Herzens!"

Vernetzt

Tausendfach sind wir vernetzt, mein Kind, unsere Leben greifen ineinander wie die feinsten Wurzeln, mit denen sich Bäume vereinen. Gab es für mich je ein anderes Sein?

So lange kamen zärtliche Liebe und Bemühen, ein Umarmen und ein sanftes Wegrücken, Sehnsucht und Stolz, Mitschmerz und Mitfreude, Wachsamkeit und Hilflosigkeit von meiner Seite. Auf Zehenspitzen nähere ich mich dir nun und mit riesigen Schritten, mit einem glücklichen Lächeln und unter Tränen. Lange sah ich mit deinen Augen und du mit meinen. Mit deinen Augen sehe ich noch immer.

Manchmal läufst du von mir weg und ich verharre, manchmal aber springst du geradezu in meine Arme. Manchmal suche ich dich ratlos und manchmal bist du mir nah ohne Grenzen.

Manchmal ist meine Liebe zu dir ganz rein, manchmal aber liegt ein Schatten zwischen uns, der Schatten meiner Schuld und der deines Verschweigens.

Manchmal greife ich die Gegenwart mit vollen Händen, dann wieder ist es nur die Vergangenheit mit dir, die zählt und alles Leben darüber nur ein ohnmächtiges Annehmen.

Ich bin nicht mehr dieselbe ohne dich und doch eine andere als ich war, bevor du in mein Leben getreten bist. Was von mir ist in dir, gibt es nicht mehr, nur das, was du in mir verändert hast. Von mir aus geht ein stählernes Band, das sich im Nebel verirrt.

Meine Tränen fließen sichtbar und unsichtbar, doch mein Schrei ist lautlos geworden und meine Sinne nehmen immer weiter wahr.

Mein Körper ist nicht frei ohne dich und auch nicht mein Denken. Ähnlichkeiten mit deinem Leben zerreißen den Fluss meines Atems und brechen den Schlag meines Herzens. Ich sehe junge Menschen gehen und sprechen und lachen und denke an dich. Sehnsucht flutet hinein in den Duft der Blüten und der Wunsch, diese Erfahrung zu teilen mit dir.

Noch immer trage ich deinen Körper in mir, noch immer gebäre ich dich, täglich, stündlich, doch nie werde ich unseren Abschied vollziehen.

Vielfältig bleiben die Lieder, die ich dir singe, und dunkel und hell sind die Worte, die unser Netzwerk durchdringen mit seinen nie zu lösenden Knoten.

Requiem (1992)

So kurz unser Weg
gemeinsam gegangen
auf der Strecke des Lebens!

Ich hab dich verloren,
so oft noch tast ich
so hilflos nach dir!

Der Schmerz ist in mir, den ich
liebe:
braune Augen lösen ihn aus –
du hattest braune Augen,
frohes Lachen löst ihn aus:
dein Lachen freute mich.
Du kommst mir entgegen
in Kindern
und so viele Wege
tragen deine Spur.

Der Schmerz wird so oft
noch zum Schrei!

So lange hab ich gefragt:
trage ich Schuld?
Die Antwort gab ich mir
selbst immer neu –
sie löschte nicht meine Schuld.
Dein Verlust lässt alles neu sehn.

Manchmal war ich so sicher: ich
hatte nicht das Wissen von heute,
doch ich sah,
dass die Sicherheit täuscht.
Wieder die Qual des Gedankens:
ich ließ dich allein,
ich habe so vieles versäumt.

Die Schuld trat
ganz langsam zurück
und gab frei den Schmerz
und die Liebe.
Ich wollte recht handeln,
doch ich lernte die Demut.

Auch das ist das Schicksal
von Eltern,
auf das ich mich freute,
auch das!

Du warst doch mein Glanz,
ich sah dich mit Freude,
ich sah dich mit Stolz.
Deine Neugier steckte mich an,
lehrte neu mich sehen die Welt.
Ich hatte Leben geboren!

Dein frühes Lächeln galt mir,
deine ersten Laute galten mir
und ich sah deine ersten Schritte.
Du wuchst doch hinein
in das Leben!

Dein erster Sturz traf mich,
dein Abschiedsschmerz
traf mich,
dein Zorn traf mich
und die Verzweiflung.
Da warst du Kind
und ich war deine Welt.

Ich erzog dich mit Sorgfalt,
wollte sein deinem Wesen gerecht.
Dann riss das Leben dich fort,
du sahst deine Pflicht,
du spürtest die Lösung.
Der Ring um mich sprang,
der Halt um mich riss
in kleinen Schritten.

Ich gab dir die Freiheit zu handeln
und hielt mich zurück,
vertraute der Stärke in dir,
verdrängte die Sorge,
erlernte das Schweigen.
Ich ließ mich täuschen.
Du nahmst dir die Freiheit
zu sterben!

Du hieltest nicht stand
unserem Leben,
dein Leben
setzt sich nicht fort.

Meine Liebe, sie hielt dich nicht,
meine Werte, sie hielten dich nicht
und nicht mein Glaube an dich.

All die Geschichten,
die ich dir las,
sie retteten dich nicht,
all die Erklärungen,
die ich dir gab,
sie retteten dich nicht,
nicht die vielen Gespräche.

Du gingst ohne Abschied.

Ich bitte dich, mir zu verzeihn:
mein eigenes Leben forderte mich,
mein Schwächen
machten mich blind,
meine eigene Angst
drückte mich –
die Angst vor dem Leben.
Es verlangte Bewährung von mir.

Auch ich wuchs in eine Welt,
die mich entblößte,
die erlernte Rolle der Frau –
sie zerfiel.
Ich ganz allein trug mein Leben.

Doch was war die Bewährung?
Was weiß ich denn jetzt?

So vieles bleibt ungesagt,
so vieles bleibt ungeklärt,
so vieles bleibt Rätsel!

Mein Leben zerstört und doch
reich,
so will ich es tragen.
Ich will es vollenden,
ich will es ergründen,
ich will es neu deuten,
ich will es neu baun.

Ich halte stand!

In mir ist Hoffnung gewachsen,
dass auch dein Leben geschlossen
auf seine Art.
So kann ich es tragen.

Ich fühle den Reichtum,
der in mir wuchs
mit der Freude an dir.

Mein Geist fasst dein Händchen,
das Händchen des Kindes,
und zieht dich wieder ans Herz.

Du wirst mich immer begleiten!

Zurück bleibt ein Bild,
das du maltest,
ein Hemd und ein Brief,
eine Gitarre und ein Foto von dir,
auf dem die Zeit stille steht.

Das Märchen meines Lebens

Viele Jahre hatte ich Märchen als Möglichkeit des Lernens gesehen, als Chance, Einsicht zu erlangen: Reifung ist das Ergebnis oft schwerer Prüfungen, die ein Durchhalten erfordern. Unter diesem Aspekt sah ich Herwigs Weg. Nach seinem Verlust aber der Aufschrei: Märchen sind Lüge, ihre Regelhaftigkeit ist Täuschung. Mein Kind haben die Aufgaben des Lebens überfordert! Und dennoch kleide ich mein Leben in Poesie. Das Ende dieses Märchens ist nicht leuchtend, es geht keine Königin hervor – oder doch?

In einer Nacht mitten im Winter, ein Krieg hatte seinen Anfang genommen, wurde einer Frau von 39 Jahren das lang ersehnte erste Kind geboren. Sie war ganz allein, als die Wehen einsetzten. Oft erzählte die Mutter später dem Mädchen über ihre Geburt, sie hätte nur ein schwaches Stimmchen gehört und war erschrocken über den winzigen Körper ihres zu früh geborenen Kindes. Bald jedoch hätten dessen Augen die Blicke der Beobachter angezogen, weil sie einen seltsamen Ernst ausdrückten.

Das stille Kind lebte viel für sich. Die Erwachsenen sahen eines Tages, dass das kleine Mädchen laufen gelernt hatte, leichtfüßig trug es den zarten Körper über das Gras. Dem Kind aber erschienen seine Bewegungen wie ein Schweben, es war ein Kind der Luft, nicht der Erde. Es grub nicht mit seinen kleinen Händen in ihr wie andere Kinder, so blieb sie ihr fremd. Der Himmel war seine Heimat, die Baumkronen bewegten seine Phantasie, sie waren seine Gespielen. Wir beschützen dich, flüsterten sie und bogen ihre Äste tief herab. Wir lassen Wunder für dich entstehen, säuselten sie und warfen nach der blattlosen Zeit Blüten aus. Die Schmetterlinge tanzten Reigen um das kleine Köpfchen des Kindes.

Ein Baum mit tiefgefurchter Rinde und dunklen Blättern wurde der Verräter. In seinem Schatten fror das Kind, und dennoch verharrte es wie gebannt in ihm. Umarme mich, drängte der Baum, drücke deine Wangen fest an mich! Was blieb dem Mädchen anderes übrig als zu gehorchen und als es den dicken Stamm wieder losließ, waren sein Gesichtchen und sein Körper gezeichnet von tiefen, roten Kerben. Nie wieder fasse ich dich an, wehrte es sich, nie wieder. Und dennoch hatte sich in ihm etwas verändert. Sein Körper konnte sich nicht mehr in die Luft erheben, schwere Erde haftete an seinen Füßen und selbst seinem Blick gelang es nur schwer, sich dem Licht zuzuwenden. Die Weigerung, sich nun mühsam auf der Erde zu bewegen, nutzte ihm nichts, es fühlte, dass ihm von nun an dieser Erdenweg bestimmt war. Es blieb ihm aber die große Sehnsucht nach der freien Luft und der Unbeschwertheit seines Körpers.

Die nun junge Frau nahm an. Immer wieder ließ sie die Erde durch die Hände gleiten und sie tastete sie ab in ihrer Veränderung, bis sie ihr vertraut war. Es wollte ihr nicht gelingen, sie leichtfüßig zu durchqueren, ihre Schwere hielt sie gleichsam fest, und es erforderte Kraft, die Füße in die notwendige Richtung zu lenken. Dennoch gestaltete sie ein Stück dieser Erde zu ihrem Garten um. Unermüdlich säte sie Samen und bestaunte die Blumen, die aus ihm kamen. Sie ließ ihren Leib fruchtbar werden und legte behutsam kleine Menschen in ihr schönstes Blumenbeet. Immer wieder umschritt sie diese Insel ihres Glückes und ihre Arme wuchsen und legten sich rund um sie. Allmählich hatten auch ihre Füße die Erde lieb gewonnen.

Der Garten blieb nicht das Eigentum der Frau, er war es wohl nie. Er wurde ihr auch nicht behutsam entwendet, sondern mit brutaler Gewalt auseinander gerissen, als sie die Mitte ihres Lebens überschritten hatte. Da erst begriff sie die raue Sprache jenes dunklen Baumes, und lange gellten ihre Schreie haltlos in die Welt. Allmählich aber verstummte sie, müde und gebeugt nahm sie den Weg wieder auf, für den sie sich entschieden hatte, indem sie ganz bewusst einen Schritt vor den anderen setzte. Sie blieb nicht taub für die werbende Stimme des Lebens, und sie nutzte die in ihr angelegte Hartnäckigkeit, mit der sie immer schon Ziele verfolgt hatte. So gelang es ihr allmählich, neue Pfade zu bahnen und neue Samen zu säen. Kleine Tanzschritte sah man sie wieder drehen, und verstohlen sprang sie manchmal im taunassen Gras. Meist trug sie ein Lächeln auf ihrem Gesicht, wenn sie Menschen begegnete oder den nahe gelegenen Fluss entlangging bei jeder Witterung. Oft aber legte sie sich auf die bloße Erde, und dann schien es ihr, wenn sie die Augen schloss und ihren Duft atmete, dass sie das Schweben doch nicht verlernt hatte und die Stimmen des Alls wieder verstehen könne. Diese Erfahrung war das Geschenk ihres Alters.

NACHWORT
ZU DEN PERSÖNLICHEN AUFZEICHNUNGEN

30. 9. 2001:
Heute hat Herwig Geburtstag. Ich habe mich dem Tag nicht mehr wochenlang mit Schrecken genähert wie in den ersten Jahren, nur ein Unbehagen lag am Ende dieses Herbstmonats, das mich begleitete. Es konnte in der letzten Zeit auch sein, dass ich in der Hektik meines Alltags sogar hinwegdachte über den Tag. Nun aber, da ich ihn bewusst festhalte, stehe ich wieder dem Anfang aller Bewältigung sehr nahe. 35 Jahre wäre er heute geworden, ein Alter, in dem eine Familiengründung meist erfolgt und Sicherheit im Beruf erlangt ist. Das wäre der ideale Weg gewesen, an den ich nicht glauben kann. Viel eher denke ich, dass all die Jahre wachsende Sorgen für mich bedeutet hätten.

Eine Stelle aus einem „Gebet" für die Nachkommen von M. L. Kaschnitz hat mich früh besonders berührt und mich schon begleitet, als er noch bei mir war:

Das zweite (Gebet) *für die uns entstammen*
Unserem Schoß und Samen
Beladen mit unserer Verfehlung
Mit der Last unserer Liebe.
Beäugt betastet unaufhörlich
Angefleht glücklich zu sein. Denn was wäre schlimmer
Als Unglück zu zeugen. Aber es wendet sich ...[1]

Ich konnte nicht verhindern, dass mein Sohn nicht glücklich wurde. Der Schmerz um ihn hat sich nicht gelöst. Worte werden ihm nicht gerecht.

Das Leben selbst und seinen Sinn aber habe ich wiedergewonnen. Ein weit aufgefächertes Kulturangebot, unabhängig von der Trauerbewältigung, breitet sich vor mir aus. Besonders die Literatur ist mir wieder unerschöpfliche Heimat mit ihren vielen Denk- und Deutungsansätzen und dem Trost aus gelebtem und möglichem Leben. Die Natur hält mich bergend im Bann und Menschen kann ich wieder frei begegnen.

Niemals nahm das Leben einen Schmerz zurück.
Theodor Kramer

---

1) Marie Luise Kaschnitz: fünf mögliche Gebete (aus „Ein Wort weiter", Claasen Verlag Hamburg, 1965).

Ich habe das Leben geprüft

Ich habe das Leben geprüft und gewendet,
nun bin ich satt.
Ich trage es schwerer, als ich erwartet,
die Freuden sind anders, als ich gedacht.
Ich habe gelernt die Geduld,
Barmherzigkeit und Liebe mit mir
und mit andern.
Freiheit von Schmerz ist schon Glück.
Geläutert auch für das Schöne,
das Leben dennoch umarmend
nehme ich an.

Mein Teil, es soll verloren gehen.
Ingeborg Bachmann

EIGENE AUSSAGEN
JUNGER MENSCHEN,
DIE IHR LEBEN AUFGABEN

Der Wegweiser

Was vermeid ich denn die Wege,
Wo die andren Wandrer gehn,
Suche mir versteckte Stege
Durch verschneite Felsenhöhn?

Habe ja doch nichts begangen,
Daß ich Menschen sollte scheun
Welch ein törichtes Verlangen
Treibt mich in die Wüstenein?

Weiser stehen auf den Straßen,
Weisen auf die Städte zu,
Und ich wandre sonder Maßen,
Ohne Ruh, und suche Ruh.

Einen Weiser seh ich stehen
Unverrückt vor meinem Blick;
Eine Straße muß ich gehen,
Die noch keiner ging zurück.

Aus dem Liederzyklus
„Die Winterreise“ von F. Schubert,
Text: Wilhelm Müller

EINE WINTERREISE – DER LEIDENSWEG EINES JUNGEN MENSCHEN

Vorbemerkung

Ich durfte die Tagebücher von G. im Jahr 1991 lesen. Damals habe ich sie auch in vorliegende Form eines **Briefes an G.** gebracht. Seine zerstörte Mutter brachte sie mir, und die Tage, an denen wir uns mit dem Schicksal unserer Kinder vertraut machten, gehören zu den wertvollsten und ergreifendsten unseres Lebens. Die Wesensverwandtschaft unserer Söhne machte uns tief betroffen. G. spricht aber für viele. Begabte Künstler, deren Leben an die Öffentlichkeit gerät, quälen sich oft auf ähnliche Weise durch das Leben. Die besondere Sensibilität von G. und seine außergewöhnliche Fähigkeit, Gefühle zu benennen, machen seine Aufzeichnungen zum Geschenk für uns Eltern.

G. ist 32 Jahre alt geworden, die Tagebücher beziehen sich auf die letzten zehn Jahre seines Lebens. Es gibt darinnen viele Pausen und Unterbrechungen, die Schrift wechselt, der rote Faden aber bleibt: das unermüdliche und verantwortungsvolle Suchen, das eigene Leben zu retten, dessen Reichtum bewusst ist.

Lieber G.,

es ist noch nicht lange her, dass ich versucht habe, mir dein Leben vertraut zu machen, mich ihm zu öffnen. Es trifft mich wie mein eigenes, denn ich kenne viele deiner Erfahrungen (wie sie wohl vielen bewusst lebenden und sensiblen Menschen in gewissem Ausmaß entsprechen). Ich trauere aber auch um einen Sohn, der dir ähnlich war und der sich dem Leben so wenig gewachsen fühlte wie du. Du hast länger durchgehalten als er und viele deiner Leidensgefährten.

Mit Scheu dringe ich in deine Welt in der Hoffnung, dass du einverstanden bist, dass eine dir Fremde nachträglich versucht, dein Leben zu verstehen. Unverstanden, unbewältigt hast du es beendet. Oder lag in dieser letzten Lösung doch eine Deutung?

Sehr dankbar bin ich dafür, dass ich Einblick gewinnen darf in dein Fühlen und Denken. Wie wenige junge Männer hast du ausdrücken und aussprechen können, wie es in dir aussieht. Gerettet hat es dich nicht.

Ich komme von deiner Mutter und habe mit ihr dein Grab besucht. Es fällt auf, es ist ein besonderes Grab, eine sehr persönliche Aussage über dich, an dich. Es liegt im Schatten alter Bäume.

Das, was die Urne birgt, macht dich nicht mehr aus. Du bist wesenlos geworden und dennoch unlösbar mit denen verbunden, die dich lieben.

Aus deinen Aufzeichnungen kenne ich vorwiegend den Teil deines Lebens, in dem du erwachsen warst. Aber du wirst ein Kind gewesen sein wie auch andere: Alles, was du zum ersten Mal erlebtest, drang in dich ein. Du hast in vielen Schritten versucht, unser Leben zu ordnen und zu deuten. Du hast Bewegung genossen, freutest dich am Essen, hattest deine Neugierde in viele Fragen gekleidet, fandest Halt in Vater und Mutter. Zwei jüngere Brüder machten dein Leben bunt. Ob du für sie schon damals Verantwortung gefühlt hast?

Deine frühe Schulzeit war wie die der meisten Kinder: es gab Erfolge und manchmal Enttäuschung. Du erwiesest dich als begabt und durftest eine höhere Schule besuchen.

Wie jeder junge Mensch begannst du dir in einem bestimmten Alter deinen eigenen Weg zu bahnen. Du suchtest Anerkennung durch sportliche Leistungen. Du kamst mit Welten in Berührung, die du im bürgerlichen System nicht kennen gelernt hattest. Sie verwirrten dich: Es gab neue Möglichkeiten, das Leben zu fühlen, intensiv, überwältigend. Deine Eltern und Geschwister traten in den Hintergrund. Das Leben tat sich auf, fremd, groß und bedrohlich, und doch auch verlockend.

Was dann erfolgte, könnte der äußere Betrachter so sehen: als Erster in deiner Familie durftest du ein Studium wählen. Du hieltest durch, schafftest alle Hürden, bis du das Zeugnis für einen akademischen Grad in den Händen hieltest. Du fandest schnell Aufnahme in einen Beruf.

Du hast dich früh an eine Frau gebunden, sie half dir am Weg ins Leben des Erwachsenen. Nie mehr konntest du ihre Gegenwart völlig vermissen, etwas hielt dich fest an ihr. Sie kam aus einer für dich fremden Welt, die durch ihre Einflüsse dein Leben gleichzeitig erleichterte und erschwerte. Schließlich habt ihr eine Familie gegründet, zwei Kinder folgten. Ein überschaubarer Lebenslauf, wünschenswert für jeden jungen Menschen?

Hinter diesem geordnet scheinenden Weg verbargen sich für dich unendliche Konflikte, die dir Stück für Stück deine Lebenskraft raubten, die dich hilf- und haltlos machten, dich auslieferten einem Weg weg von den Menschen in äußerste Einsamkeit.

– *Meine Wirklichkeit ist nicht die eure, wandtest du dich an andere Menschen.*

Um dir über dich selbst klar zu werden, begannst du mit 22 Jahren dein Leben schriftlich festzuhalten.

– *Das unmittelbare Niederschreiben von Gedanken und Gefühlen ist wahrscheinlich der offenste Weg sich selbst gegenüber, die ehrlichste Selbstanalyse.*

Du versuchtest damals vorwiegend zu ergründen, ob die Schwierigkeiten deines Lebens durch die Umwelt bedingt waren oder in dir selbst lagen.

– *Ich werde zu sehr von äußeren Einflüssen bestimmt.*
– *Ich bin wie von einem Netz umgeben, versuche mich frei zu kämpfen, verliere dabei zusehends an Kraft. Das Netz sind die Erziehung, die Eltern, deren Weltanschauung, die Abhängigkeit von ihnen (sowohl materiell als auch geistig), schließlich das Studium, Existenzangst ...*

Du hättest dir gewünscht, dass deine Mutter mehr Widerstand geleistet hätte deinen Wünschen gegenüber und denen deines Vaters. Du erkanntest, dass dein Vater an Einfluss verloren hatte und dir kein Vorbild sein konnte. Es waren Anfänge einer Erkenntnis voller Zuversicht.

– *Ich glaube, ich werde erst dann halbwegs mit mir fertig, wenn ich all das Private aufgearbeitet und es in Zusammenhang bringe mit unserer Gesellschaft.*
– *Ich bin erst am Anfang. Ich weiß genau, dass ich erst seit kurzer Zeit produktiv sein kann, Ansätze zeige und zu entwickeln versuche: Lesen, Denken, Schreiben ...*

Aber einige Jahre später stelltest du fest:

– *Realität bedeutet aufstehen, Anläufe machen, scheitern, aufstehen, Anläufe machen, scheitern ...*

Ein Merkmal deiner Persönlichkeit ist früh sichtbar. Es war dir keine Leichtigkeit gegeben in deinem Erleben, du standest unter dem Zwang zu analysieren, dein Verhalten und das von anderen. Gedanken verfolgten dich, ließen dich nicht los, bis du sie einreihen konntest in dein Verstehen. Sie zwangen dich, Rechenschaft abzugeben über dich selbst, über deine Stellung zu anderen. Sie verhinderten deine Freiheit, dich neuen Themen des Alltags zu stellen. Für dich ergab das keinen Sinn.

– *Gedanken nehmen mich gefangen, ich treibe mich in Selbstzerfleischung.*
– *Too much! Arbeitsbeginn, Seminar, meine Freunde, Kollegen, – A. (seine Frau). allein mit den Kindern, Geburtstagsfeier, fremde Leute ... Das beschäftigt mich unnötigerweise sehr lange, denn nach außen hin ist nicht viel vorgefallen. Und so gehts in allem ...*

Ein Urteil über dich fiel selten zu deiner Zufriedenheit aus. Da du allmählich ein sehr klares Bild von dir bekamst, wusstest du auch, dass deine Erwartungen an dich selbst und an das Leben viel zu hoch waren.

– *Ich kann so schwer aufgeben, Vorbild sein zu wollen, etwas Besonderes sein zu wollen!*
– *Ich merke, dass ich ständig danach handle, mich als Bester hervorzustellen!*
– *Die Angst, einen Fehler begangen zu haben, frisst mich förmlich auf, stundenweise, mitunter so bedrohlich, dass ich nicht mehr weiß, wie ich herauskomme.*
– *Dies ewig schlechte Gewissen, wenn ich nicht alle zufrieden stelle, mich für alles verantwortlich fühle.*

Und immer wieder dein Versuch, deinen Maßstab zu verringern: Du erkanntest:

– *Weniger ist mehr.*

Aber gleich darauf schrie es aus dir:

– *Aber wer bin ich dann? Andere haben mehr Wissen, andere sind bessere Pädagogen, andere können dauerhaft lieben, andere stellen keine Fragen ans Leben, andere machen weniger Fehler!*

Du lasest mit Eifer in Büchern (sehr viele zu jener Zeit gesellschaftlich aktuelle Bücher zitiertest du in deinen Aufzeichnungen) und lerntest, aber immer im Gefühl, die anderen nicht einzuholen. Viele Vorsätze füllten deine Tagebücher, gute, kluge, überdachte Sätze:

– *Sagen, was ich denke, nicht was ich denken sollte.*
– *Fühlen, was ich wirklich fühle, nicht was ich fühlen sollte.*

Immer wieder hieltst du Einsichten fest:

– *Im Nachhinein gesehen waren die angstgeladenen, auch aussichtslos scheinenden Phasen und Situationen leicht zu bewältigen.*
– *Wenn ich mir so überlege, kommt es eigentlich auf den Blickwinkel an, den man einnimmt. Ich könnte sagen: ein verlorener Tag, nichts Besonderes ... Ich könnte auch sagen: echt angenehm, wenn man keine Verpflichtungen hat ...*

Dann wieder stelltest du resignierend die Nutzlosigkeit deiner Erkenntnisse fest:
– *Leben hat bei mir die Bedeutung von Überleben.*

Du konntest deinen Gefühlen nie vertrauen, von Stunde zu Stunde konnte sich Nebel oder Finsternis über deine Gefühlswelt senken oder der Nebel konnte sich unerwartet heben und deine Atmung freigeben. Wie solltest du dich je in Sicherheit wähnen?
– *Ein Gefühl über den Tag zu bringen scheint fast unmöglich.*
– *Ich kann die Stimmung nicht halten, und mir wird ganz schwer und traurig. Wieso? Wieso? Wieso? Wieso?*
– *Jetzt: Alles ist machbar, eine Leichtigkeit des Seins. Gestern: Alles ist unmöglich, die unerträgliche Schwere des Seins.*
– *High – down – Mittelweg. Wo ist der Mittelweg?*

Du hattest im Laufe der Zeit viele Ursachen für deine Stimmungsschwankungen erkannt, für das Gefühl, „dass die Emotionen mich tragen" oder „dass ich aus der Mitte falle":
– *Die Wetterumschwünge verkrafte ich kaum, da wirft es mich jedesmal um, egal, ob es schön oder verregnet ist ...*

Du wusstest um die Folgen einer Überforderung, die sich im Alltag allzu leicht einstellte, um die Anforderungen des Berufes, die vorhersehbar waren, um die Gefahr einer gefühlsmäßigen Verwirrung.

Du wusstest um deine geringe Belastbarkeit schon durch ein durchschnittliches Leben, die durch dein Verhaftetsein in die Eindrücke noch verstärkt wurde.

Deine Art, dich in den Tagebüchern zu äußern, ist schöpferisch, von vielen Seiten versuchtest du, an die Schwierigkeiten heranzukommen. Kleine graphische Darstellungen durchziehen die Aufzeichnungen, locken bei mir oft ein Lächeln hervor. Manchmal fügtest du Sätze im Dialekt ein, dann wurden sie lebendiger, spiegelten ein weiteres Stück deiner Persönlichkeit, in der auch Humor Platz hatte. Deine Worte drückten eine reiche Palette von Gefühlen aus: Verzweiflung, Zorn, Aufbegehren, Hoffnung und Zuversicht. Du hattest fremde Gedichte in den Text eingefügt, selbst welche verfasst, mit der Form des sprachlichen Ausdrucks experimentiert.

Irgendetwas raubte deine Lebendigkeit immer mehr, mit der du suchtest, machte dich zunehmend zum Schatten von einst, engte dein Denken ein, zerstörte dich zunehmend, wenn auch nie ganz. Auch noch auf den letzten Seiten der Tagebücher ist Bewegung sichtbar, ist noch ein Kampf spürbar, kommt deine ganz persönliche Eigenart durch.

Da war die Angst, die einen immer größer werdenden Raum einnahm! Du kanntest sie wohl schon aus deiner Jugendzeit. So vieles war Objekt deiner Befürchtungen: nicht gemocht zu werden, Angst vor Missverständnissen, niemanden zu haben, mit dem du reden könntest, verlassen zu werden, zudringlich zu sein. Du erwähntest die Angst vor Nähe, vor Abhängigkeit, vor Umklammerung. Mit Angst blicktest du auf den Beruf, auf die Zukunft, auf die Mitmenschen.

Am Ende des Lebens klagtest du:

– *Trau mich nicht mehr außer Haus!*

Einmal fasstest du deine Ängste in ein Gedicht, in dem du ihnen auch eine Antwort entgegensetztest:

Was die Stimme so flach macht
so dünn und so blechern
das ist die Angst
etwas Falsches zu sagen
oder immer Dasselbe
oder zu sagen, was alle sagen
oder etwas Unwichtiges
etwas Wehrloses
oder etwas, das missverstanden werden könnte
oder den falschen Leuten gefiele
oder etwas Dummes
oder etwas schon Dagewesenes
etwas Altes!

Hast du es denn nicht satt
aus lauter Angst
aus lauter Angst vor der Angst
etwas Falsches zu sagen
immer das Falsche zu sagen?

Du fühltest nicht nur ein Ausgeliefertsein an deine Angst, deine Passivität, da war auch etwas Aktives in dir, ein Gefühl ohnmächtiger Wut, das dich erschreckte.

– *Meine Aggressionen sind so heftig, sie grenzen nahe an Mord, Mordgelüste.*

Oder du schriebst von deiner „hilflosen Wut“ und sprachst von deiner Angst,
– *... dass sich der Zerstörungswille gegen mich kehrt, gegen den ich mich nicht zu wehren vermag.*

Was tobten für Kräfte in dir! Zerstörend in jedem Fall, lähmend und bedrohend.

In einer kurzen Pause, in der du dich wohl fühltest, schriebst du über dich selbst:
– *Ein 30-jähriger Familienvater, der von Freunden gern gesehen wird, dem es allmählich gefällt zu leben, der immer weniger bereit ist, sich umformen zu lassen. Vom Typ her still und zurückhaltend, einer der beobachtet, der vieles abschaut und anschaut. Dem es gelungen ist, in seinem Beruf Fuß zu fassen, den er unauffällig, doch nicht unwirksam ausübt. Einer, der sich bemüht, dass seine Ehe nicht stagniert und sich zu Tode läuft.*

Doch, du warst mit dem Leben auch zufrieden! Leidenschaftliche Lust brach aus dir aus, auch auf das Leben! Du schriebst es auch nieder, fast über eine ganze Seite, immer wieder:
– *Ich will leben!*
Ich will leben!
Ich will leben! ...

Doch, du konntest dich freuen! Das neue Haus, das du mit deiner Familie bezogen hattest, begeisterte dich.

Das Abschiedsritual deines kleinen Sohnes konnte dich beglücken, so empfänglich konntest du sein!
– *H. ist liebenswert, liebenswert, liebenswert! Seine kleinen Gesten bei der Verabschiedung heute ...!*

Dann aber überfiel es dich wieder:
– *Worin liegt der Sinn meines Lebens?*

oder es quälte dich die Frage:
– *Wann ist das Leben aufregend? Wann macht es satt?*

Der Hunger nach dem, was du für dein wahres Leben erhofftest, blieb. Du wusstest, dass dich dieses Gefühl von anderen Menschen trennte.

– *Eine ewige Unrast in mir, wie ich sie bereits lange gewöhnt bin. Der Wunsch nach mehr und die Erkenntnis, dass es Grenzen gibt ... Das Verlangen nach Neuem, Unbekanntem, Erwartungen, die letztendlich nur zum Teil erfüllt werden können.*

Du gabst so lange nicht auf.

– *Meine Welt ist Zerrbild und Verhängnis. Aber auch eine Chance.*
– *Ich schreibe nicht, um mich zu bemitleiden, sondern um eine Form zu finden.*
– *Wie kann ich mich stärken? z. b. regelmäßig schreiben, die Zeit sorgsam verwenden, lesen, bessere Vorbereitung der Schule, telefonieren, einmal ausgehen pro Woche.*

Du plantest, deinem Leben eine feste Struktur zu geben, du ergänztest aber auch:

– *Kopflösungen, Hirnlösungen. Ziel sollte etwas ganz anderes sein – Körpergefühl, Sinnlichkeit ...*

Du hattest sehr wohl die Ganzheit des Menschen bedacht. Du griffst Stimmungen des Mutes schnell auf. So schriebst du anlässlich deines 30. Geburtstages:

– *Will nicht mehr in der Kismetstellung ausharren, sonders schauen, wie ich wieder auf die Füße kommen kann. Will wieder ein gestandenes Mannsbild sein ...*

Zwei Jahre später nahmst du dir das Leben. Die Hoffnung wurde immer weniger fassbar für dich.

Je mehr Aufgaben das Leben an dich heranbrachte, umso größer wurde für dich seine Last. Vielleicht wäre es besser für dich gewesen, hättest du in einer anderen Zeit gelebt, in der es den Aufbruch der Geschlechterrollen und die dadurch entstandenen höheren Anforderungen an Mann und Frau noch nicht gab oder in der der Druck der Bewährung in der Leistung geringer war. Du klagtest:

– *Ich werde wieder Vater in einer Zeit der Depression.*

Schließlich wolltest du den Kindern gerecht werden, wolltest ihnen vermutlich ein besserer Vater sein, als du es für dich erlebt hattest. Doch wie schwer war es für dich zu schenken, da du selbst oft nichts mehr besaßest!

– *Hilf du mir! Stärke mich, ich brauche dich!*

Das war die Botschaft an deinen kleinen Sohn, doch du bedachtest sehr wohl deine Verantwortung:

– *H. als Liebesersatz, das muss ihn überfordern, wenn ich mich an seine Vitalität klammere, um zu überleben!*

Als deine Hoffnung, weiterleben zu können, schon ganz gering war, fügtest du unter deine verzweifelten Klagen eine kleine Notiz für sie ein. Noch in dieser Zeit wolltest du ihnen Positives vermitteln:

– *Wenn das einmal die Kinder lesen: Bewegung ist schön, beweglich ist lebendig und ich erlaube mir das ...*

Du versuchtest die Liebe zu lernen, zu leben, die wahre, die dauernde Liebe. Liebe als Ergänzung, Liebe als Freigeben, Liebe als Halt und Bereicherung. In einer schweren Zeit fordertest du dir ab:

– *Jetzt fang ich an zu arbeiten, Gewaltaktion! Was sind Korrekturarbeiten angesichts zweier gesunder Kinder, einer Frau, mit der man sich zusammenraufen kann ...*

Aber du sprachst auch aus:

– *Mir gelingt es nicht, von mir Abstand zu nehmen, da konzentriert sich alles auf engsten Raum. Ich weiß, es gibt ein Draußen, das mir im Augenblick als Weite erscheint ...*

Kurz vor deinem Tod stelltest du erschüttert fest:

– *Entziehe mich der Familie, überlasse die Kinder gänzlich A. Irgendwie trifft mich diese Erkenntnis wie ein Blitz!*

Der Kampf um dein Standhalten im Leben hatte dich aus diesen dir wichtigen Bindungen entfernt.

– *Die Gefängnisse des Innern sind schlimmer als die schlimmsten steinernen Verließe,*

so zitiertest du Peter Weiß.

Die stabilsten Gefühle galten deiner Herkunftsfamilie, deiner Mutter, deinen Brüdern. Du schriebst, wie tröstlich ein Gespräch mit deiner Mutter sein konnte und in Bezug auf einen der Brüder hieltst du fest:

– *Dem F. bekenne ich fast schuldhaft meine Schübe, ich bin froh, dass ich jemanden zum Reden habe.*

Und dennoch nutztest du am Ende deines Lebens auch diese Kraftquellen nicht mehr, die deine Sehnsucht nach unwiederbringlicher Vergangenheit der bedingungslosen Wärme und der geringen Verantwortlichkeit früher Jahre vielleicht zu stillen vermochten:

– *Überlege mir, ob ich die Anrufe unterlassen soll, damit ich wenigstens die Freiheit habe mich umzubringen.*

Du schriebst den Satz mehrmals, so sehr wolltest du ihn betonen. Du machtest einen Schrei daraus:

– *Die tiefe Unfähigkeit, für mich selbst zu sorgen!*

Ein anderes Mal:

– *Immer wieder holt mich das Gefühl ein, ich bin auf andere angewiesen, ohne sie nicht lebensfähig.*

Das Wissen deiner Zeit, was hat es dir genutzt? Erklärungsmodelle der Sozialwissenschaften drangen in dich ein, fein legten sie das Muster einer Beziehung frei, zerrissen ihr Geheimnis. Es gab Antworten wie „Mutterbindung“, „Verletzung durch Einbruch in den Intimbereich des Kindes“, „der fehlende Vater“. Sie sollten die Entstehungsgeschichte deiner Persönlichkeit verdeutlichen und deine Hilflosigkeit erklären. Begriffe wie „Abgrenzung, Nähe, Distanz“ sollten helfen zu verstehen. Hielten diese Deutungen ihr Versprechen? Brachten sie Veränderung?

Stelltest du noch in früheren Jahren fest, dass du „auf der Suche nach Mentoren“ bist, nach Menschen, die dir durch ihre Vorbildwirkung den Weg weisen, wurde die aktive, ganz konkrete Lebensbegleitung in den letzten Jahren für dich notwendig. Du warst lange voller Vertrauen in die Hilfsmöglichkeit durch Fachleute:

– *Seit dem Seminar bei ... lichtet sich der Nebel, und die Dinge werden überschaubarer, die Gedanken klarer.*

Nur manchmal stelltest du zögernd die Frage:

– *Manchmal kommt es mir vor, als würde ich am Stand treten. Sag ..., gehts bei mir weiter?*

Oder dir fiel auf:

– *Seit dem Seminar habe ich einen Kreisel im Kopf und was halt psychisch dazugehört. Verrenke mir das Hirn mit verschiedenen Interpretationen.*

Die therapeutischen Gruppen wurden für dich kurze Zeit Schutz und Schonraum, aber du musstest zurück in die Wirklichkeit:

– *Eigentlich stehe ich wieder auf sehr wackligen Füßen nach dem 3-Tage-Block, wieder zur Realität finden ...*

Noch in der Phase der tiefsten Depression gegen Ende deines Lebens hieltest du fest – und das waren vermutlich Anstöße aus Workshops therapeutischer Prägung:

– *Irgendwas rennt falsch, und ich weiß nicht was. Ich bin beweglich, le-*

bendig, spaßig, genieße es. Ich bin wie ich bin, und alle Gefühle darf ich leben, ich fordere und werde gefordert. Ich bin im Fluss, ich wechsle die Farben und probiere aus, ich verändere mich ...

Alle diese Sätze scheinen wie verzweifelte Suggestionen. Du nanntest als Ziel eines Seminars:

– *Umgang mit meiner Stärke lernen, Leere und Depressivsein aushalten.*

Gingst du den richtigen Weg? Hatte dich niemand auf einen anderen gewiesen?

Immer wieder hattest du versucht, dir auch von Menschen unabhängige Hilfen zu verschaffen. Du sprachst von „Bildern und Phantasien", in die du flüchtetest.

– *Sie sind immer eine Spur von Rausch.*

Du erwähntest, du hättest diese Lebenshilfe für dich im Alter zwischen 12 und 15 Jahren entdeckt, aber du sprachst auch von der Gefahr,

– *sich in Träumen zu verlieren ... Das meiste ist geschäftige Leere, Ablenkungsmanöver, um dem Abgrund der Einsamkeit nicht in die Augen blicken zu müssen.*

Du beschriebst das oft heftige Rauchen, das du verhindern wolltest:

– *Das letzte Mal habe ich mich mit dem Rauchen wirksam in eine Krise katapultiert,*

aber du brauchtest es,

– *weil ich den leblosen Zustand nicht ertrage.*

Du griffst zum Alkohol:

– *... im Rausch kommen die Lebensgeister,*

du wusstest aber sehr wohl um diese Täuschung.

Du nahmst Tabletten ein, schließlich musstest du die Dosis immer mehr steigern:

– *Ohne Tabletten bin ich ganz schön verloren.*

Immer wiederkehrende körperliche Erkrankungen, die dich auch schwächten, waren dennoch die Pausen deines Lebens. Sie boten die Möglichkeit der Zurückgezogenheit in das Stadium der erlaubten Verantwortungspause für kurze Zeit.

Seit langem trugst du die Angst mit dir, du könntest das Leben nicht bestehen. Sie wurde nicht entkräftet über all die Jahre:

– *Ich fürchte, dass es bei der Illusion der Bewältigung meiner Lebensfähigkeit bleibt.*
– *Der Gedanke, dass ich mich irgendeinmal umbringen werde, vertreibt die Geister der Angst,*

sprachst du mit 27 Jahren aus.

Der selbst gewählte Tod als Ausweg – ein Gedanke, der dich immer wieder überfiel. Über lange Zeit schlug das Pendel nach keiner Seite aus, nicht nach der des Aufgebens des Lebens, nicht nach der zur wirklichen Annahme hin. Doch zunehmend musstest du feststellen:

– *Irgendwie geht es immer mehr bergab. Jetzt bin ich im Niemandsland, ich weiß nicht, wie es weitergehen soll, komm nicht ins Gleichgewicht.*
– *Momentan überwiegt die Aussichtslosigkeit ... die Auswegmöglichkeit von einstmals gibt es nicht mehr.*

Den Titel eines Films „Die bleierne Zeit" hattest du behalten und du fandest ihn geeignet für große Teile deines Lebens. Du ergänztest den Titel für dich:

– *Der Mann mit der Bleiweste.*

Du wuchsest hinein in den Tod. Wer kann Hoffnung so lange vergeblich halten?

– *Kein Antrieb zum Weitermachen, es ist, als würde etwas automatisch weitertreiben, bin völlig willenlos.*
– *Menschen halte ich fast nicht aus.*
– *Fühle mich wie aus Stein.*
– *Alles verlangsamt ..., glaube nicht, dass ich über die Runden komme, glaube nicht, dass es mir einmal so schlecht gegangen ist.*

Die Krankheit, die schon viele Jahre deine Begleiterin war, hatte deine Lebenskraft endgültig vernichtet. Du warst reif zum Tode:

– *Ich fühle mich wie ein Baby oder wie ein 80-Jähriger.*

Du warst aus dem Leben gefallen. Du fühltest die Hilflosigkeit und die Orientierungslosigkeit am Beginn oder am Ende unseres Lebens.

Eine Notiz aus den letzten Tagen deines Lebens war wie das Aufflackern einer Hoffnung, vielleicht nur in der Minute, in der du von ihr schriebst:

– *Kündigen* (den Beruf) *das Schwere, mich umzubringen das Schwerste. Die Arbeit durchhalten das Leichtere.*

Das Schwere wurde für dich zum Leichteren.

Dein letzter Weg war einsam, und nie werden wir deine Gefühle erfahren.

– *Der Alleingang ist nicht durchzustehen,*

schriebst du kurz vorher.

Du warst zum Alleingang fähig geworden. Alle Ängste, die dich so lange Zeit quälten, waren nicht mehr bedeutend. Du kanntest deinen Weg. Es gab nur mehr eine einzige Wahl. Alles andere im Leben hatte die Bedeutung für dich verloren.

Was hätte dir wirklich Hilfe gebracht? Die Konzentration auf eine Störung des Chemismus deines Körpers und damit eine immer wieder zu kontrollierende Medikamentengabe?

Wäre dieser Weg nicht in eine Abhängigkeit von der Chemie gemündet, denn die Phasen deiner Depression waren unberechenbar? Eine Form der Therapie, die analytisch in dein Werden eingreift? Gibt es den Neuaufbau der Persönlichkeit?

War dein Weg vorgezeichnet? War er das Ende einer Krankheit?

Was wusste deine Umwelt, was wussten die nächsten Menschen von dir? An dir wird sichtbar, wie einsam, wie abgegrenzt wir Einzelmenschen sind. Deine Sprache war deutlich und dennoch in ihrem vollen Ernst nicht erkennbar. Jeder in deiner Umwelt musste sein eigenes Leben bewältigen. Ein langer Weg des Leidens kann dennoch fortdauern – so deuten wir fehlbare Menschen.

Durch deinen Tod ist auch für deine Angehörigen die Wirklichkeit des Lebens eine andere geworden.

Du erzähltest einen Traum, in dem du aus einem Gefängnis ausbrachst und bis zum Abgrund verfolgt wurdest:

– *Ich muss den Todessprung über eine Klippe von 20–30 Meter wagen. Der vor mir springt, stirbt, ich überlebe, kann fliehen, werde weiter verfolgt. Suche die Mauern ab, um hinauszugelangen, ich weiß gar nicht mehr, wie die Welt draußen aussieht. Nach langem Suchen finde ich ein Erdloch, das unterhalb der Mauer nach außen führt. Ich krieche durch das Loch, ... sehe eine Landschaft, sonnig, warm, Getreidefelder, Wege, Blumen, grüne Wiesen. Dabei werde ich traurig, es ist so schön. Meine Traurigkeit bleibt unerklärlich. Mit der Zeit kann ich die Schönheit und Wärme genießen. Ich befinde mich in der Natur, ganz allein, ohne andere Menschen. Ich denke daran, A.* (seine Frau) *zu holen. Würden andere Menschen da sein, ich wüsste nicht, was ich mit ihnen tun sollte. Der Ring um meine Brust ist noch vorhanden. Teilweise habe ich gar keine Lust, diese Umklammerung aufzugeben.*

Was tue ich draußen? Ich kenne die Außenwelt noch nicht. Daher weiß ich auch nicht, was sie mir bieten kann.

Eine Vision deines Sprunges in den Tod? Seine Vorwegnahme?
Vielleicht bist du nun geborgen in einer Welt ohne Last und die letzten Fesseln sind gesprengt.

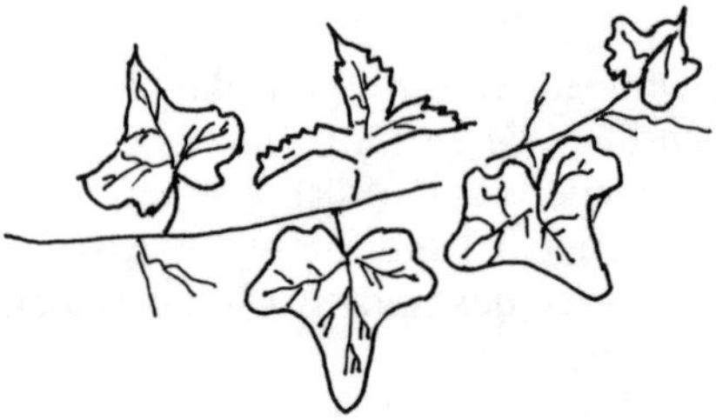

ABSCHIEDSBRIEFE VON SABINE

Es wäre schön, wenn ich manchen Menschen etwas mitgeben könnte.

Sabine hat mehrere Briefe in klarer, feiner Schrift zurückgelassen. Auf eines der Blätter ist in ganz zarten Konturen ein Baum gezeichnet. Er ist entlaubt und seine Äste drängen alle zu Boden, als ob sie nach ihren Wurzeln tasten würden. Ein Kreis möchte sich schließen. Sabine bedankt sich bei Eltern und Brüdern, dem Freund, dem Religionslehrer und den sie begleitenden Therapeuten. Als man sie im Wald fand, hielt sie die Puppe im Arm, die sie sich zum Weihnachtsfest drei Monate zuvor gewünscht hatte.

Liebe/r ... !
Dieser Brief ist für alle, denen ich in ihrem Leben etwas bedeutet habe. Ich habe gerade 17 Jahre hier auf dieser Welt verbracht und besonders in den letzten Jahren habe ich mich intensiv mit mir und meiner Existenz auseinandergesetzt. Heute bin ich am Ende angelangt. Ich versuche die Zeit, die mir hier noch bleibt, so gut wie möglich auszukosten, mir bewusst zu machen. Die letzten Atemzüge, die letzten Sinneseindrücke, die letzten Gedanken. Überhaupt ein großer Teil meiner Welt bestand aus Gedanken. Ich hab' immer versucht zu „begreifen", habe immer versucht, einen Blick hinter die Fassaden zu erhaschen. Doch alles, was ich fühlte war Traurigkeit, unendliche Traurigkeit, UNENDLICHKEIT. Die Welt ist unendlich. Sie hat keinen Anfang und auch kein Ende. Ich sehe nicht, was hinter diesem Wald vor mir ist, es könnte das Ende sein. Aber ich weiß, dass dem nicht so ist. Felder, Wiesen, Häuser und Straßen tun sich dahinter auf, und das lässt sich fortsetzen bis zur Unendlichkeit. Die Frage WARUM macht mir das Leben unerträglich. Ich bin viel zu sensibel, viel zu verletzlich für diese Welt, und alles, was ich mir wünsche, ist Frieden. Ich fühle mich viel älter als ich eigentlich bin. Das einzige, wonach ich mich sehne, ist, mich von diesem Leben zu befreien, um mich auf die andere Seite des Spiegels[1] zu begeben. Ich kann meine Tränen kaum noch zurückhalten. Ich werde Euch vermissen!

---

1) Sabine hatte das Jugendbuch „Wie in einem Spiegel" von Cees Nooteboom gelesen. Es geht darin um ein todkrankes Kind, das vertraut mit dem „Danach" wird.
Sieht jemand das Leben nur mehr durch den Filter einer Depression, können viele Themen eines Buches verstärkend für die eigenen Sehnsüchte empfunden werden. Das Lieblingsbuch von Volker, der sich am 18. Geburtstag das Leben nahm, war „Der kleine Prinz" von A. de Saint-Exupéry. Den 20-jährigen Robert hatte die Schullektüre „Der Schüler Gerber" von F. Torberg tief beeindruckt. Er ging in den Tod, nachdem er bei einem Lehrer, mit dem er nicht zurecht kam, versagt und damit die Matura nicht bestanden hatte.

Sabine wendet sich nun ganz persönlich an die einzelnen Menschen. Sie beendet diesen Brief mit den Worten:

Ich werde Euch alle sooo vermissen! Diesen Brief schreibe ich an Euch, um mich loszulösen und zu befreien ... und vor allem um Euch wissen zu lassen, wie sehr ich Euch liebe und dass Ihr nicht traurig sein sollt, sondern das Leben genießen. Niemand trägt Schuld an meiner Entscheidung, und wenn Ihr mich verstanden habt, dann wisst Ihr, dass dies der beste Weg für mich ist und kein anderer.

Das Wichtigste, was ich in meinem Leben gelernt habe, war bewusst zu leben, mit all meinen Sinnen. Zu spüren, zuzuhören und in mich aufzunehmen. So lange habe ich meine Tränen zurückgehalten und jetzt kommt alles hoch. Der letzte Abschnitt meines Lebens ... ausgefüllt mit einem Meer von Tränen.

Es wäre schön, wenn ich manchen Menschen etwas für ihr Leben mitgeben könnte.

Wie eine Larve werde ich mich entpuppen ...
und emporflattern als prächtiger Schmetterling.

In Liebe
Sabine

Liebe MAMA!

Dieser Brief wird mein letzter sein, den ich in meinem Leben schreibe. Ich weiß es nicht, wo ich ankommen werde, aber die Zeit ist da, um eine Reise anzutreten. Es bricht mir fast das Herz, euch verlassen zu müssen, ich werde euch so vermissen! Du warst immer so lieb zu mir und hast immer versucht, mir zu helfen ... aber jetzt bin ich an einem Punkt angelangt, wo jegliche Hilfe völlig sinnlos wäre.

Die letzten Momente meines Lebens werden vielleicht die ärgsten sein, doch da muss ich durch, muss mich lösen. Du kannst dir nicht vorstellen, wie sehr ich dich jetzt schon vermisse!!!

Ich habe einen ganz großen Wunsch, der mir sehr am Herzen liegt, nur einen einzigen: Trauere nicht um mich, lasse mich frei sein und von deiner Hand wegfliegen wie ein prächtiger Vogel, der nun sein Ziel erreichen möchte. Und wenn du mich mal bei dir haben möchtest, horch' ganz tief in dich. Dort, in deinem tiefsten Inneren lebe ich für dich weiter ...

Ich liebe dich, Mama!! Vergiss niemals, dass ich dich über alles liebe! Du hast in deinem Leben schon viel zu viel gelitten und ich fühle, dass du noch einen wunderschönen Abschnitt vor dir hast.

Mama, ich lasse deine Hand jetzt los ...

Deine Tochter
Sabine

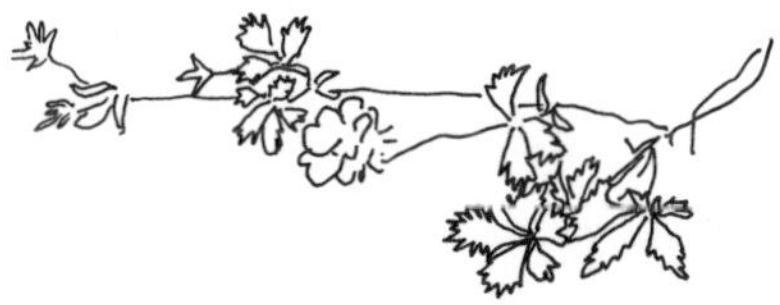

So viele mögliche Leben
erwachsen aus Kindern,
die wir begleiten mit hoffender Liebe
auf ihrem tastenden Weg.
Doch oft bleibt eines zurück
und sein Leben vollendet sich nicht.
Ein Blitz zertrennt unsere Zeit
und lässt uns hilflos am Boden zurück.

Als veränderte Menschen stehen wir auf.

TEXTE ZUM LEBEN TRAUERNDER

VORBEMERKUNG

Zur Lage von Selbsthifegruppen für verwaiste Eltern in Österreich (2002)

Die behandelten Themen sind ein Ergebnis meiner Begleitung der Trauernden in der Grazer Selbsthilfegruppe „Eltern trauern um ihr Kind". Als ich mit dem Verlust eines Kindes und dem Suizid konfrontiert worden war, erkannte ich, wie wenig ich wirklich von diesem Bereich und seinen so tiefgreifenden Folgen für die Angehörigen gewusst hatte. Ich hatte Jahre davor als Psychologin Menschen geholfen, sich zu entlasten, doch ein richtiges Verständnis hatte ich erst durch meine eigene Betroffenheit. Erst dann konnte ich vieles in Worte fassen und festhalten.

Die Selbsthilfgegruppe war von Eltern, der Lehrerin Helga und dem Kaufmann Paul Goditsch 1988 aus Betroffenheit und Hilflosigkeit nach dem völlig unerwarteten Suizid ihres Sohnes Volker ins Leben gerufen worden. Es war Pionierarbeit hier in der Steiermark. Inzwischen sind viele Jahre vergangen und die beiden sind noch immer tragend für das Bestehen des monatlichen Treffens. Sie stellen sich auch für persönliche Aussprachen zur Verfügung. Es haben sich in Graz aber bisher keine anderen Eltern gefunden, die wirklich aktiv ihre Kräfte an einer Erweiterung dieser Arbeit einsetzen würden. Eine derartige Begleitung braucht neben einer bestimmten persönlichen Eignung viel Engagement. Kleine geschlossene Gruppen mit zusätzlicher heilender kreativer Tätigkeit wäre für mich die ideale Ergänzung. Noch gibt es bei uns keine Ausbildung für Laien zum Trauerbegleiter von Eltern wie in Deutschland, wo Selbsthilfegruppen inzwischen ein großes Netzwerk über das ganze Land bilden. Im Allgemeinen sind diese religiös fundiert, aber tolerant für jede Wertrichtung. Ihre Arbeit ist sehr vielschichtig und wird von Fachleuten gestützt oder steht in Kontakt mit Wohlfahrtseinrichtungen. In größeren Städten haben die Gruppen Vereinsbasis und es besteht auch eine überregionale Zentrale. Öffentlichkeitsarbeit ist ein wichtiges Anliegen. Sie erstreckt sich nicht nur auf einen Abbau der Schwellenangst bei Betroffenen, auf Versuche, die Einstellung zu Trauernden und besonders zum Suizid in der Öffentlichkeit zu verändern, sondern auch auf Berufszweige, die mit dem Tod zu tun haben, wie z. B. das Bestattungswesen, die Polizei.

Bei uns in Österreich leistet meines Wissens weitergreifende Arbeit zur Zeit nur die Selbsthilfegruppe in Linz, die von der Lehrerin Josefine

Mühleder ins Leben gerufen und begleitet wird. Sie hat anlässlich des zehnjährigen Bestehens der Gruppe ein Büchlein herausgegeben, aus dessen Verkauf die Arbeit teilweise finanziert werden kann. Dieses geht sehr persönlich auf Gruppenmitglieder ein und trägt damit sicher zur Vernetzung und zum Zusammengehörigkeitsgefühl der Eltern bei. Frau Mühleder wird von Ursula Leithinger tatkräftig unterstützt. Diese gestaltet auch mit viel Sorgfalt eine kleine, regelmäßig erscheinende Zeitschrift für die Eltern. Beide Frauen nehmen sich auch der Öffentlichkeitsarbeit an. Andere sich zur Zeit meiner Tätigkeit sich formierenden Gruppen sind nicht mehr gewachsen oder haben sich aufgelöst. Warum gelingt in Österreich die Ausweitung dieser Aktivität nicht, obwohl in Deutschland ein reiches Angebot an ehrenamtlichen Mitgestaltern besteht? Liegt es daran, dass die Menschen sich in unserem Land zu wenig nach außen öffnen und nicht gewohnt sind, über sich zu sprechen?

Reine Laienhilfe ist Krisenhilfe, aber sie ist begrenzt. Bei vielen Menschen überlagert die Trauer ihre grundsätzlichen Schwächen in der Persönlichkeitsbildung, die nach der ersten Bewältigung immer stärker spürbar wird. Auch weltanschauliche Fragen brauchen eine reflektierte Linie. Deswegen bleibt die Zusammenarbeit mit Fachleuten wichtig. Selbst Betroffene sind dennoch unverzichtbar als Helfer, denn sie allein werden von gleich Betroffenen als wirklich glaubwürdig empfunden. Trost bringt schon ihre wortlose Umarmung oder ein verstehender Blick.

Mitmenschen, nehmt uns trauernde Eltern an!

Geht behutsam mit uns um, denn wir sind schutzlos,
die Wunde in uns ist noch offen und weiteren Verletzungen preisgegeben.
Wir haben so wenig Kraft, um Widerstand zu leisten.

Gestattet uns unseren Weg, der lang sein kann.
Drängt uns nicht, so zu sein wie früher, wir können es nicht sein!
Denkt daran, dass wir in Wandlung begriffen sind.
Lasst euch sagen, dass wir uns selbst fremd sind.
Habt Geduld!

Wir wissen, dass wir Bitteres in eure Zufriedenheit streuen,
dass euer Lachen ersterben kann, wenn ihr unser Erschrecken seht,
dass wir euch mit Leid konfrontieren, das ihr vermeiden möchtet.

Wenn wir eure Kinder sehen, leiden wir.
Das „Nie mehr" ist wie ein Schrei in uns, der uns lähmt.
Wir müssen die Frage nach dem Sinn unseres Lebens stellen.
Wir haben die Sicherheit verloren, in der ihr noch lebt.

Ihr haltet uns entgegen: auch wir haben Kummer!
Doch wenn wir euch fragen,
ob ihr unser Schicksal tragen möchtet, erschreckt ihr.
Aber verzeiht: unser Leid ist so übermächtig, dass wir oft vergessen,
dass es viele Arten von Schmerz gibt.

Ihr wisst vielleicht nicht,
wie schwer wir unsere Gedanken sammeln können.
Unsere Kinder begleiten uns.
Vieles, was wir hören, müssen wir auf sie beziehen.
Ihr vergangenes Leben mit uns zwingt uns zum Vergleich.
Wir hören Euch zu, aber unsere Gedanken schweifen ab.
Nehmt es an, wenn wir von unseren Kindern
und unserer Trauer zu sprechen beginnen,
wir tun nur das, was in uns drängt.
Wenn wir eure Abwehr sehen, fühlen wir uns unverstanden und einsam.

Lasst unsere Kinder bedeutend werden vor euch!
Teilt mit uns den Glauben an sie!
Noch mehr als früher sind sie ein Teil von uns.
Wenn ihr unsere Kinder verletzt, verletzt ihr uns!
Mag sein, dass wir sie vollendeter machen, als sie es waren,
aber ihnen Fehler zuzugestehen, schmerzt uns.
Zerstört nicht unser Bild!
Glaubt uns, wir brauchen es so.

Versucht, euch in uns einzufühlen!
Glaubt daran, dass unsere Belastbarkeit wächst.
Glaubt daran, dass wir eines Tages
mit neuem Selbstverständnis leben werden.
Euer Zutrauen stärkt uns auf diesem Weg.

Wenn wir es geschafft haben, unser Schicksal anzunehmen, werden wir euch freier begegnen,
jetzt aber zwingt uns nicht mit Wort und Blick,
unser Unglück zu leugnen.
Wir brauchen eure Annahme!
Vergesst nicht: Wir müssen so vieles von Neuem lernen,
unsere Trauer hat unser Sehen und Fühlen verändert.
Bleibt an unserer Seite!
Lernt von uns für euer eigenes Leben!

Nachtrag

Wisst ihr, was es bedeutet,
wenn das Leben in uns zurückkehrt?
Kennt ihr die Erschütterung in uns,
wenn wir den Vogelruf wieder hören,
wenn wir den Nachthimmel wieder sehen,
wenn uns die Sonne wieder wärmt,
wenn wir das Streicheln des Windes wieder fühlen?
Kennt ihr die Dankbarkeit,
die uns befällt?

Die Geschenke des Lebens haben ihre Selbstverständlichkeit verloren.
Wir sind bescheiden geworden.
Wir nehmen den Tag.
Wir haben verlernt, große Ziele zu setzen,
wir haben verlernt, mehr zu suchen.

Wir nehmen, vertrauend

im Schatten des verlorenen Glücks.

Den jungen Geschwistern, die trauern: Ihr besitzt ein ganz eigenes Leben!

Als trauernde Mutter einer ihr verbliebenen Tochter wende ich mich an euch. Wie wir Eltern bildet auch ihr eine Gemeinschaft besonderer Art. Ihr spürt den tiefen Einschnitt, und ich versuche, euren Verlust in seiner Schwere zu hinterfragen. Der Tod und das Leid junger Menschen erfüllt besonders uns Ältere mit Fassungslosigkeit, weil gerade deren Leichtigkeit unser Leben beglückt und ihre Spontaneität uns Vorbild ist. Wir empfinden uns so machtlos, weil wir doch behüten wollten. Wir konnten nicht verhindern, dass das Leben, das viele von uns schon von dieser Seite her kennen gelernt haben, nun in seiner nackten Gewalt auch über euch herfiel.

– *Eure toten Geschwister waren mit euch Teil eines Netzwerkes:*

Wem von euch ist die Zeit noch ganz gegenwärtig, als der Bruder oder die Schwester noch nicht in der Familie waren? Ob jünger oder älter – sie waren ein Teil eures Lebens geworden. Wart ihr altersmäßig nah beieinander, habt ihr schon ganz früh euer Leben auf sie ausgerichtet. Nicht nur die Beachtung, die ihr bekommen habt, habt ihr mit ihnen geteilt, auch die Spielsachen und den Lebensraum. Ihr habt euch manchmal beneidet, ihr habt eure Begabungen und eure Stärke aneinander gemessen. Ihr habt gegeneinander gekämpft oder miteinander Streiche ausgeheckt. Ihr habt Freude geteilt und Zuneigung bewiesen. Ihr habt einander Trost gegeben oder voneinander Trost geholt. Herausgefordert durch die Geschwister habt ihr eure Grenzen und Bedürfnisse ein Stück weit erkannt und in Bahnen gebracht. Eure Persönlichkeit trägt dauerhaft diese Spuren. Vielleicht seht ihr es auch nicht so kompliziert: Ihr habt Bruder oder Schwester einfach lieb gehabt. Nun aber sind alle weiteren Erfahrungen abgeschnitten.

– *Der zu erwartende Weg, langsam und stetig in das Leben hineinzuwachsen, ist nun durchbrochen:*

Die Regelmäßigkeit eurer eigenen Entwicklung fand ein jähes Ende. Ihr wurdet hineingezerrt in eine Lebensversion, die für euch noch keine Gültigkeit hatte. Das Ende des Lebens, das für euch noch in zeitloser Ferne lag, hat sich hart an euer Leben angekoppelt. Die „unbeschwerte Jugend" ist für viele zumindest für eine Zeit zu einem Schlagwort geworden, denn ihr seid der Wandlung eines ganzen Umfeldes ausgesetzt. Vielleicht fühlt ihr die Aufgabe, Bruder und Schwester ganz zu ersetzen, für das Überleben der Eltern mitverantwortlich zu sein. Oft sind Eltern auch nicht mehr im alten Ausmaß erreichbar und ihr fragt: wie viel bin

ICH ihnen wert? Als ich Kind war, hörte ich oft die Klage meiner Mutter: „Meine Familie war ein Trauerhaus, Mutter konnte unser Lachen nicht ertragen!" Ihr einziger Bruder war gleich zu Beginn des Ersten Weltkrieges gefallen, ein hoffnungsvoller Student, der nach damaliger Vorstellung seine Schwestern in die Gesellschaft hätte einführen sollen. Erst heute kann ich die Tragweite dieser Aussage verstehen, damals war sie gleichsam durch mich hindurchgeglitten. Und wie oft schlug jener Tod zu!

– *Die Chance, euch gegenseitig neu zu entdecken oder euch neu zu bewerten, ist vertan:*

Geschwister können sehr verschiedene Eigenschaften aufweisen. Im Idealfall ergänzen sie sich, es kann aber auch sein, dass sie sich in ihrer Entwicklung gegenseitig behindern. Es kann sein, dass ihr eurem Bruder oder eurer Schwester noch vieles sagen wolltet, aber die Worte waren noch nicht frei dafür gewesen. Die Gegenwart mit ihren Fordernissen hatte sich zwischen euch geschoben. Vielleicht hatten sich eure Wege schon getrennt, und ihr hattet euch wenig Gedanken um einander gemacht. Selbst wenn ihr euch sehr nahe gewesen seid, könnt ihr das Empfinden mit euch tragen, die Beziehung nicht richtig genutzt zu haben. Versäumnisse laufen euch hinterher. Es erfordert viel Kraft, um dies anzunehmen.

– *Der in die Zukunft gerichtete Prozess der Beziehung kann nicht mehr vollendet werden:*

Die Ansprüche eines Kindes haben noch enge Grenzen, aber schon der junge Erwachsene empfindet anders. Am letzten Geburtstag meiner Schwester versuchte ich festzuhalten, was sie mir bis heute bedeutet. Ich musste erkennen, wie die verschiedenen Lebensstufen ganz andere Nuancen unserer Beziehung zutage brachten. Ein 60-jähriges Leben gliederte sich auf in zahlreiche Teilstücke von Nähe und Entfernung, von Suche und Loslassen. Zu einer Zeit war sie mir Mutter, später Freundin, dann wieder in ihren Ansichten fremd, und ich empfand sie als eigenwillig. Doch immer war sie vertraut von unseren Wurzeln her und unsere Kindheitserlebnisse verbinden uns so stark wie kaum etwas später. Wie hätte sich eure Beziehung im Laufe eines längeren Lebens entfaltet?

– *Neue Fragen stehen nun übergroß im Raum:*

Was fühlt man im Sterben? Was geschieht mit uns nach dem Tod? Gibt es Gott, und warum lässt er Grausames zu? In der Regel hält den jungen Menschen die Frage nach dem Leben fest, nicht die nach dem Tod. Alle Türen scheinen für ihn offen zu stehen, und er muss entscheiden: durch welche soll ich durch? Nun aber drängt sich der Tod dazwischen, und all das schon Erkannte und Gedeutete bekommt einen neuen Stellenwert.

Was ist wesentlich, fragt ihr, woran kann ich mich halten? Was kann ich planen? Sind wir dem Zufall ausgesetzt? Welchen Sinn hat unser Leben? Eltern und Kinder ringen nun gleichzeitig, jeder aus seinem Erfahrungsschatz heraus.

– *Ihr lasst Gleichaltrige in vielen Fragen hinter euch:*

Manche Beziehung wird zerbrechen an den Gedanken, die andere nicht nachvollziehen können, sie wird sich als hohl erweisen. Andere Kontakte werden euch überraschen, weil sie tragen. Jede schwere Erfahrung verändert die Ansprüche des Menschen, lebenslang. Ihr seid in einem Sprung reifer geworden, euer endgültiges Erwachsensein wurde ein großes Stück vorweggenommen. Ihr habt ein Maß von Freiheit früher verloren als andere.

Ihr habt das Land der Toten „mit deren Füßen abgetastet", um mit Rilke zu sprechen.

Der Tod von Geschwistern beschäftigt oft lebenslang. Ich denke an die Künstler E. Munch und K. Kollwitz, auf deren Bildern der Tod immer wiederkehrt. In ihrem Inneren waren Sinne in früher Zeit dazu gereift. Eine Sehnsucht ist geblieben, ein Ernst und ein Wissen, das dem Leben einen dunklen Glanz verleiht.

– *Der Auftrag an euch geht dahin, euer ganz eigenes Leben zu vollenden:*

Eure Lebensaufgabe ist eine andere als die der Geschwister. Eure Zukunft hat noch so viel Neues bereit. Ihr werdet immer tiefer in das Menschsein eindringen. Habt den Mut, euch von allzu schweren Gedanken zu lösen, ihr habt keine Wahl, wenn ihr bestehen wollt. Viele Antworten werden aus dem Leben selbst kommen, das noch vor euch liegt, vieles aber wird Frage bleiben, auch das Schmerzlichste.

Eine entlastende Tatsache: Ab der Pubertät verselbständigt sich das Leben

Nicht nur das Leid ist uns Eltern, deren Kinder sich das Leben genommen haben, allen gemeinsam, sondern auch die Beglückung und tiefe Befriedigung aus der Zeit, als wir noch Beschützer, Begleiter und selbstverständliche und engste Vertrauensperson unserer Kinder waren. Aber unser Leben hat seine eigenen Gesetzmäßigkeiten, Kinder und Eltern sind zur Loslösung voneinander verurteilt. Die innige Einheit darf nicht bleiben, das Kind muss in sein eigenständiges Leben hineinwachsen. Wie dieses verläuft, haben wir nicht in der Hand. Wir haben keine Macht über die Entscheidungen, die es später treffen wird. Wir müssen es ins Ungewisse entlassen.

„Ab der Pubertät verselbständigt sich das Leben“ – das war die nüchterne Hilfestellung, die mir ein Naturwissenschaftler nach dem Verschwinden von Herwig gab. Es war eine Tatsache, die ich mit meinen Gedanken ausbauen konnte. Es war eine von vielen Antworten, die ich zu meiner Entlastung heranzog.

Die meisten von uns erinnern sich an die Schmerzen jener Zeit der Lösung unserer Kinder. In deren Verhaltensweisen in dieser Phase kam die Vielfalt des Lebens deutlich zum Tragen. Bei manchen ging die Abnabelung still und kaum merklich vor sich, wir beobachteten vielleicht nur, dass sie unsere Wege nicht mehr teilten oder weniger mitteilsam wurden. Ich erinnere mich, dass mein Sohn unser abendliches Ritual plötzlich ablehnte, vor dem Einschlafen noch an sein Bett zu kommen. Seine Tür wurde wortlos geschlossen. Es blieb uns Eltern aber nicht verborgen, dass die Kinder den so neuen und fremden Weg in die Zukunft mit Unbehagen betraten, zu dem sie aber ein innerer Zwang führte. Die meisten von uns litten unter deren Launenhaftigkeit und den knallenden Türen, dem Chaos in den Zimmern, das für das Chaos im eigenen Innern sprach. Manche der Heranwachsenden fühlten sich dem Leben grundsätzlich schlecht gewachsen und reagierten mit Angst und Rückzug. Andere setzten sich dem Leben draufgängerisch mit großer Bereitschaft aus, probierten viele Möglichkeiten aus, stürzten sich in für uns schwer zu durchschauende Beziehungen, experimentierten mit Drogen und wollten sich durch ihre äußere Aufmachung von der vertrauten Welt absetzen und damit ihre eigene Unsicherheit niederkämpfen.

Als die Zärtlichkeiten der Eltern abgewehrt werden mussten und deren Antworten nicht mehr genügten, lernten die meisten der jungen Menschen Einsamkeit kennen. „Du kannst mir auch nicht mehr helfen!“ klagte mein damals 13-Jähriger, für seine eigenen Belange sehr sensibler Sohn. Seine Mitschüler hatten seine Lebensunsicherheit und sein geringes Verteidigungsvermögen durchschaut und griffen ihn an. Damals hatte ich ihm aber doch noch zur Seite stehen können, hatte mit dem Klassenlehrer gesprochen und einen Elternabend organisiert. Ich wusste aber, dass für Herwig die Anerkennung durch Gleichaltrige wesentlich wichtiger war als mein Eintreten für ihn. Wer von den jungen Menschen den Weg zu den Gleichaltrigen findet und sich in ihrer Gemeinschaft eingebunden fühlt, hat es leichter, seine neue Identität aufzubauen.

Man kann davon ausgehen, dass es den meisten Kindern vorerst schwer fällt, die Stütze der Eltern aufzugeben. Lange sind sie hin- und hergerissen zwischen der Bindung zu uns und dem Drang, davon wegzukommen und ganz allein zu entscheiden.

„Ich bereue es schon wieder, dass ich dir etwas erzählt habe!", hörte ich öfter. Solche Äußerungen trugen zu meiner Unsicherheit meinem Sohn gegenüber bei.

„Ich sehe dich mit vielen Fragen an, Fragen, die ich nicht zu stellen wage" – diese Feststellung fand ich als Notiz in meinem Tagebuch.

Fast unmerklich öffnet sich das Leben mit all seinen Fragen für die jungen Menschen immer mehr, eine zunehmende Zahl von neuen Anforderungen erfordern die Erprobung der Kräfte und Fähigkeiten. Da sind Schule und Beruf, die Gemeinschaft, das Aussehen, das Begehrtsein als Partner, unsichtbar häufen sich Mosaiksteine des eigenen Wertes an. Es sind meist die begabten, sensiblen, mit den oft sehr hohen Ansprüchen an sich und die Umwelt, denen sich die vielen Fragen aufdrängen. Gedichte, Tagebuchnotizen, Zeichnungen bleiben uns als Zeugnisse ihres Hinterfragens.

Wie aber wuchsen die Kinder in den Gedanken der Selbsttötung hinein? Warum sandten die meisten nicht genügend deutliche Hilferufe aus, warum vermieden besonders Jungen diese oft ganz? War es so, dass als Ergebnis des Nachdenkens über Lebensansprüche eines Tages der Gedanke fertig greifbar und als Erleichterung spürbar war: „Ich kann selbst über mein Leben bestimmen, ich muss es nicht annehmen!"?

War der nächste Schritt das genauere Hinterfragen der Folgen einer derartigen Entscheidung? Der Chancen? Alles wurde geprüft aus der noch geringen Erfahrung des Jugendlichen heraus. Traf es auch bei unseren jungen Menschen zu, wie Camus[1] es annimmt? Er meint: *„Eine solche Tat bereitet sich in der Stille des Herzens mit demselben Anspruch vor wie ein bedeutendes Werk. Der Mensch selber weiß nichts davon ... Wenn man zu denken anfängt, beginnt man untergraben zu werden ..."*

1) Camus: Der Mythos von Sisyphos (Karl Rauch Verlag).

Der endgültigen Entscheidung, das Leben zu verweigern, geht in den meisten Fällen ein intensiver Kampf voraus. Heißt es doch abzuwägen zwischen einem Leben, das einmal auch weit und verlockend vor einem lag und das auch seine guten Seiten hat – und vor der Ungewissheit des Danach. Bei den meisten verging ein Zeitraum von 2 Jahren, bis sie gefallen war. So lange zogen die jungen Menschen Bilanz, die sicher getrübt war durch den dunklen Filter ihrer Schwermut, die sich wie ein Netz immer dichter um sie zog, bei manchen stetig, bei anderen sprunghaft. Die eigene Familie trat zurück, und die Sinnfrage des Lebens konnte immer weniger positiv beantwortet werden. Ein letztes, oft unbedeutendes Ereignis gab dann den Ausschlag.

Dadurch, dass unsere Kinder gleichsam **auf zwei Ebenen** lebten, von denen für uns nur die Ebene des Lebens sichtbar war, konnten sie uns täuschen. Sie äußerten durchaus Pläne für die Zukunft und lebten auch in der Gegenwart, indem sie ihre Aufgaben erfüllten. – Der 18-jährige Volker hatte sich noch am Tage vor seinem (offensichtlich geplanten Suizid) eine extragroße Flasche Reinigungsmittel für seine Kontaktlinsen besorgt als Vorrat für längere Zeit. Andere hatten schon ein Ticket für eine große Reise in der Tasche, oder es war ihnen ein neuer Ausbildungsplatz sicher.

Mit dem Verweigern eindeutiger Hilferufe und ihrer Entscheidung für den Tod haben unsere Kinder ihre **Eigenständigkeit** bewiesen auf eine Weise, die sie in diesem Erdenleben für immer von uns trennt. Warum sie keinen anderen Ausweg sahen, wie viele davon man als krank bezeichnen kann, dafür gibt es keine Antwort mehr. Es erreicht uns nur das endlose Schweigen.

An ein Elternpaar mit Schwierigkeiten auf dem Trauerweg[1]

Einmal hattet ihr euch gefreut, eine Familie zu gründen. Zwei Einzelpersonen taten sich zusammen. Ihr saht keine Gefahren. Ihr nahmt den Alltag, wie er kam. Ihr freutet euch über das Kind, doch vielleicht habt ihr damals schon erkannt, dass eure Gefühle und eure Einstellung zum Kind bei euch beiden nicht ganz dieselbe war. In dieser Beziehung war eure Verschiedenheit spürbar und eine leise Ahnung betraf auch andere Bereiche. Dann kam der Schlag, der eure Welt zerriss. Euer Kind kam nicht wieder zurück. Da war kein Alltag mehr, riesig und nicht zu bewältigen standen die Forderungen des Lebens vor euch. Ihr kanntet euch nicht mehr. Jeder litt für sich selbst und hoffte, der andere würde ihm entgegenkommen. Aber das, was der andere euch bot, war fremd. Es war keine Hilfe. Ihr brauchtet einander und fandet euch nicht. Jeder von euch suchte seine Rettung durch SEINEN Weg, er musste ihn gehen. Und dieser Weg droht euch immer weiter voneinander wegzuführen.

1) Ich bin mir bewusst, dass die Individualität von Eltern so verschieden ist wie die ihrer Kinder. Ich kenne Eltern, die ihren Schmerz von Anfang an teilen und ihn sehr ähnlich bewältigen. Weitaus häufiger aber gibt es Ratlosigkeit zwischen den Partnern und drohende Entfremdung. Ich wollte im Folgenden diejenigen Schwierigkeiten zur Sprache bringen, die ich am häufigsten beobachtete. Diese „älteren" Eltern sind noch geprägt durch Rollenzuweisungen. Doch auch jüngere sind nicht frei vom unterschiedlichen Erleben durch die Wesensverschiedenheiten der Geschlechter.

Die Klage des Mannes, an seine Frau gerichtet:

Wie eine Vernichtung kam der Tod unseres Kindes,
die Welt wurde schwarz.
Da war ein Schmerz,
da war Wut,
da war ein Stein in mir,
da kamen Tränen.
Doch ich wusste, es darf nicht zu lange dauern,
das Leben braucht den Mann ganz.
Ich wusste: so darf ich nicht leben!
Und ich erkannte: es ist geschehn!
Mein Kind holt keiner zurück,
und den Schmerz nimmt keiner mir ab!
Und ich stemmte mich gegen das Leid,
ich ballte die Wut auf das Leben
und packte neu an.
Der Alltag lenkte mich ab.
Ich hörte dein Drängen: Sprich weiter!
Es ist nichts gelöst!
Für mich ist es gelöst, auch wenn ich die Last in mir spüre.
Es ist nicht zu ändern, nie mehr.

Ich möchte dich schützen vor Schmerz
und sage dir das, was ich spüre: Erinnerung an das Geschehen wühlt auf!
Deine Tränen lassen mich hilflos sein,
und es ist doch mein Sinn, dir zu helfen!
Ich will dir Stärke beweisen,
mein Angriff ist oft nur mein eigener Schutz!
Ich möcht dich umgeben mit zärtlicher Liebe,
mit meinem Körper drück ich sie aus.
Doch du verweigerst die Nähe
und kannst nicht fühlen den Trost, den ich gebe.
Auch ich brauch dich nötig, du bist mir geblieben.
Durch deine Wärme fühle ich Leben anderer Art.
Wir sind doch ein Paar!
Du hast Begabung, das Wesen des Menschen zu spüren,
du hast die richtigen Worte dafür,
du hast die richtigen Worte für das, was du fühlst.
Mir fehlen die Worte!
Es zieht dich zu Menschen auf andere Weise als mich,
ihr Inneres bleibt mir oft fremd.

Auch leg ich nicht offen mein Leben.
Wohl brauche ich Menschen,
es sind Kameraden, mit denen ich scherze,
auf sie kann ich baun.
Sie stehn mir bei in praktischen Fragen,
mehr braucht es nicht sein.
Aber du bist mir mehr!

Ein Großteil des Lebens ist meine Arbeit,
ich bin ein Rad im Getriebe.
Ich bin darin wichtig,
ich muss halten die Stärke,
ich muss halten den Ruf!

Ich fühl Leben anders.

Ich sah keine Gefahr für das Kind,
meist galt ihm mein Stolz, meine Freude!
Es sollte reifen an der Härte des Lebens,
es sollte mehr sein, als ich bin.
Dafür wollte ich sorgen.
Vielleicht hab ich es gar nicht gekannt!
Aber wie das noch verändern?
So viel ich auch grüble: das Leben hat mich getäuscht!

Die Frau antwortet dem Mann:

Ich leide so sehr, hör mich an!
Worauf ich gebaut, ist mir genommen,
Entsetzen und Schmerz sind die Wellen, die über mich gehen,
immer neu.
Sie nehmen so viel mir an Kraft!
Das Kind war meine Welt,
seine feinsten Wurzeln hat es verankert in mir,
ein Geflecht, das alle Zellen durchzieht.

Ich möchte ja sein deine Freundin,
ich möchte dir geben die Wärme, die du so schmerzlich vermisst.
Aber mein eigenes Leid hält sie fest!
Nie rang ich so sehr um mich selbst,
ich bin so ganz ohne Halt.
Mein Körper und ich sind getrennt!

Denkst du daran, wie es war?
Mein Kind kam so gerne zu mir,
und sein Leben war mir so gänzlich vertraut.
Lange Jahre blieben meine Sinne ganz wach in der Nacht,
und ich horchte nach seinen Nöten.
Alles von ihm nahm ich auf,
teilte es mit den anderen Müttern, verglich.
Das Kind war immer um mich,
es war Teil seit der ersten Bewegung des Lebens.
So schmerzlich ließ ich es los!

Du lebst in Welten anderer Art!

Bitte dränge mich nicht,
du musst Geduld mit mir haben,
ich vergesse dich nicht.
Ich brauche den Schmerz,
er bringt mir mein Kind in innige Nähe.
Für mich ist der Schmerz meine Liebe.
Willst du mir helfen, so höre mir zu:
dein Verständnis mindert die Grenzen zu dir,

ich bin dir so dankbar dafür.
Bleib mit mir im Leben des Kindes!

Lass mir den Weg, den ich gehe!
Ich bin ganz offen für andere Menschen,
wie ich immer es war.
Ich teile mit ihnen mein Leid.
Ich muss noch mehr Worte finden für das, was geschah
und für das, was ich fühle,
es drängt mich dazu.
Bitte verletze mich nicht!
Kämpf nicht mit Härte, indem du die Umwelt verurteilst,
die wichtig mir ist!
Der Weg zu mir ist der sanfte,
er öffnet die Türen für dich.
Mein Weg ist viel länger als deiner.

Oft lohnt sich Geduld! Steht ein für das neue Bild, das ihr voneinander bekommen habt. Ihr müsst jetzt lernen, mit einem für euch veränderten Menschen umzugehen. Jeder von euch sieht nun seine Bedürfnisse klarer. Versucht, für Gespräche offen zu bleiben, einander als Freund zu nehmen, die Nöte des anderen zu verstehen. Vermutlich werdet ihr Gemeinsames finden, das euch Mut macht, standzuhalten. Die Zeit wird euch belastbarer werden lassen und die Konturen eurer Verschiedenheit nicht mehr so krass hervortreten lassen. Das verlorene Kind kann euch besser verbinden als irgendein anderes Ereignis. Versucht, in seinem Schatten eure Hände nicht loszulassen.

Eltern nach Suizid – Betroffenheit durch Schuldgefühle verschieden

Für die meisten durch Suizid Betroffenen ist die schlagartige Erkenntnis, eine unabänderliche Schuld auf sich geladen zu haben, der zerstörendste Gedanke. Sie stehen nahe der Überzeugung, sie hätten den Tod des unersetzlichen Menschen verhindern können. Doch es gibt auch solche, die den Weg aus der Schuld leichter finden neben anderen, die sich zeitlebens quälen. Es gibt also Bedingungen, die mildernd oder zerstörend auf die Gefühle einwirken. Sie wurzeln in der Verschiedenheit der Menschen und in den Lebensumständen der Angehörigen vor ihrem Schritt in den Tod.

Derartige Bedingungen können sein:

– *Starker Anspruch an das eigene Handeln*

Ich gehe davon aus, Menschen haben von Kindheit an wenig Wahlmöglichkeiten, welche Reaktionsmechanismen wirksam werden. So gibt es Menschen, die seit jeher ein starkes Gefühl für eigene Verantwortlichkeit besitzen, aber auch Ungerechtigkeiten an anderen machen sie betroffen, und sie versuchen, sie zu mildern. Sie hatten als Kind die Regeln der eigenen Erziehung sehr ernst genommen und auch in ihrer eigenen Familie soll es nicht an Wärme und Beachtung mangeln, selbst wenn sie, im Beruf stehend, diesen mit ihrer Familie sehr schwer in Einklang bringen können. Kleine Unebenheiten in der Entwicklung ihrer Kinder nehmen sie nicht als gegeben hin, sondern sie befragen Ärzte und Erziehungsexperten. Sie wollen so gut wie möglich handeln und gehen über eigene Bedürfnisse hinweg. Es ist verständlich, dass eine derartige Einstellung nach dem selbst gewählten Tod des Kindes Versäumnisse in noch grellerem Licht erscheinen lässt.

– *Das Geschlecht*

Nach meinen Erfahrungen tragen Frauen im allgemeinen stärker am menschlichen Versagen dem Angehörigen gegenüber als Männer. Das mag bei vielen an der zentralen Bedeutung der menschlichen Bindungen der Frauen liegen, besonders was ihre Kinder betrifft (meine Erfahrungen betreffen vorwiegend diejenige Altersschicht, für die der Beruf noch nicht zwingend war), an der traditionellen Rolle, die die unbegrenzte Fürsorge fordert, auch an ihrer oft zu sehr von Emotionen getragenen Reaktion. Männer gehen sachlicher an die Tatsachen wie: „Die Ärzte haben die falschen Medikamente gegeben!" Schuldzuweisungen an Institutionen oder soziale Missstände sind bei ihnen häufiger und wohl auch entlastend.

– *Der Wissensstand*

Die Informationen über Möglichkeiten, die Zufriedenheit der Kinder zu gewährleisten, scheinen die Eltern in besonderem Maße zu beeinflussen. Solche, die der Elternliebe den größten Einfluss auf die Kinder einräumten, werden vielleicht daran zweifeln, ob diese stark genug war. War ihnen das Versorgen vordergründig, suchen sie Ursachen darin, dass sie bestimmte materielle Wünsche nicht erfüllt haben. In das große Netzwerk von durchgreifenden Beziehungsstörungen haben sie sich nie begeben, daher ist ihre Spurensuche begrenzt. Aber bei Angehörigen, denen sich das große Angebot an populärer Aufklärung in Erziehungsfragen aufgedrängt hatte, ist diese zwangsläufig ungemein vielschichtig. Sie wissen, dass jedes Familienleben sein Konfliktpotential hat und jeder Elternteil auch egoistischen Tendenzen ausgesetzt ist und überall sich schädigende Einflüsse festmachen können. Es ist ihnen bekannt, dass man ein Kind festhalten, es mit Liebe erdrücken, mit Leistungserwartungen überfordern kann. Sie wissen, dass Kinder sich mit den Schwächen der Eltern identifizieren, dass sie in Opposition handeln oder sich verstellen können. Sie haben von schädigenden Familienmustern erfahren, die von Generation zu Generation weitergegeben wurden. Das Hinterfragen nimmt dann kein Ende.

– *Die Familienstruktur*

Es ist einsichtig, dass Eltern, die getrennt waren oder in Trennung lebten, auf die belastende Situation starren, die diese Tatsache für den Gefährdeten bedeutete. Selbst wenn keinerlei eigenes Verschulden für eine Krisenlage vorlag (z. B. eine Familie war in schwere finanzielle Schulden geraten oder ein behindertes Kind lenkte die Aufmerksamkeit der Eltern auf sich) wird das für das Kind lebensfeindliche Umfeld in das Zentrum rücken. Besonders tragisch wirkt sich sexueller Missbrauch des Kindes aus, an den der nicht betroffene Elternteil, dessen Lage schon schwer genug war, nicht zu denken gewagt hatte.

– *Die Struktur der persönlichen Beziehung*

Geht ein Kind aus einer klaren, gefühlsmäßig stabilen Beziehung aus dem Leben, kann die Liebe zu ihm auch nach seinem Tod uneingeschränkt weiterwachsen. Schwierig wird es aber für Eltern, die im Konflikt mit dem Kind gestanden waren. Ich denke an eine Tochter, die nach einem aus Enttäuschung abgebrochenem Telefonat mit der Mutter direkt auf die Autobahn lief und sich von einem Auto erfassen ließ. Anlass für krisenhafte Beziehungen ist oft die Lebensgestaltung des Angehörigen (zu aufwendige Lebensführung, ungünstiger Freundeskreis oder das Verhaftetsein in Drogen), das die Bezugspersonen in die Verzweiflung treibt. Meist halten sie dem äußeren Druck lange stand, versuchen es mit Güte und mit Verboten. Ist es dann verwunderlich, wenn von ihnen das Kind schädigende Äußerungen fallen? Besonders tragisch ist es, wenn es sich um eine Eltern-Kind-Beziehung handelt, die von Anfang an nicht gelungen war.

– *Die Vorgeschichte des Kindes*

Gedeihen Kinder unproblematisch, erleichtert es das Erzieherverhalten. Manche Kinder aber sind trotz der liebevollsten Einbettung von Anfang an schwierig einzuschätzen. Übersensibel schreien sie viel, haben Schwierigkeiten, sich von der Mutter zu trennen. Aus ihrer oft erhöhten Anspruchshaltung gleichen sie Enttäuschungen manchmal mit kleinen Unrechtmäßigkeiten aus. Immer wieder stehen Eltern vor den Alternativen: Gewähren lassen? Übergehen? Bestrafen?

Ist ein Kind sehr passiv, soll man es zur Aktivität drängen, soll man seinem Rhythmus vertrauen? Soll man seine Isolation von der Gemeinschaft wortlos tolerieren oder soll man Anstöße zur Überwindung geben und das Kind damit unter Umständen bedrängen? Soll man sein Werbeverhalten unter Gleichaltrigen unterstützen? Soll man therapeutische Hilfe suchen oder auf Selbstregulation bauen? Wie viele gesetzte Schritte können sich nach dem Suizid des Kindes als belastend erweisen!

– *Die Botschaft des verlorenen Angehörigen*

Es gibt Abschiedsbriefe voller Liebe und Dank, voller Abschiedsschmerz von der Welt und voller Hinweise auf die bedingungslosen inneren Zwänge, die die oft so jungen Menschen leiteten. Andererseits ist es sehr belastend, wenn Briefe mit direkten Schuldzuweisungen hinterlassen werden: „Du warst eine schlechte Mutter!"

Was zu Lebzeiten ausgeräumt hätte werden können, steht hier fest am Papier. Es war die Sicht des Kindes, wenn vielleicht auch nur aus der Sicht der letzten Stunde. Viele gehen aber auch ohne jeden Abschied und lassen damit alle Fragen offen. Dahinter kann ein Unvermögen stehen, auch nur ein Wort noch festzuhalten, das Leben noch irgendwie zu fassen, es kann tiefe Scham vor dem Scheitern, aber auch zumindest ein Stück Genugtuung verborgen sein: „Ihr hattet keine Ahnung von mir!" Es tut mir weh, dies auszusprechen, aber ich selbst stehe vor einem besonderen Rätsel, da mein Sohn vermutlich alle seine Spuren verwischen wollte. Wie ich aber können nur sehr wenig Angehörige Zorn gegenüber ihren Kindern empfinden, die meisten suchen die Ursachen vorwiegend bei sich selbst. Zu tief ist das Mitgefühl mit dem Verlorenen.

– *Das Alter des Elternteils*

Ein älterer Mensch schreibt sich aufgrund seines Erfahrungswissens mehr Verantwortung zu als ein junger. Vermutlich durchschaut er Lebenszusammenhänge auch leichter. Die meisten haben sich zum Zeitpunkt des Suizides des Kindes in ihrer Lebensdeutung schon sehr sicher gefühlt. Nun müssen sie erkennen, wie wenig sie verstanden. Die Bilanz ihres eigenen Weges verändert sich schlagartig. Ein jüngerer Elternteil, selbst noch auf der Suche nach Orientierung, dennoch voll Zukunftsmut, verliert vielleicht die Sicherheit für die Begleitung weiterer Kinder. Ältere Menschen leiden besonders darunter, dass sie kreisende Gedanken weniger leicht abschütteln können als jüngere, denen die Gegenwart noch viel abverlangt, ihnen aber auch neue positive Bestätigung bringt.

– *Das Alter des Kindes*

Junge Menschen, die die Schwelle der Kindheit noch nicht oder gerade überschritten haben, stehen noch besonders in der Fürsorge der Eltern, und ihr selbst gewählter Tod wird deren Begleitung besonders in Frage stellen.

– *Die eigene Ethik*

Es mag in der heutigen Zeit eine Ausnahme sein, dass ein Elternteil das Gebot „Du sollst nicht töten" oder „Du sollst Vater und Mutter ehren" so stark verinnerlicht hat, dass ein Konflikt mit der Solidarität zum Kind entsteht. Die Scham vor der Umwelt und die Angst vor ihrer Verurteilung wird dadurch eine größere Rolle spielen, die eigene Vermittlung von Werten an das Kind wird stärker überprüft. Meist handelt es sich um unfreie Menschen, denen das Festklammern an überholten religiösen Vorschriften ein wesentlicher Halt ist.

Trotz all dieser den Weg aus der Schuld erschwerenden Faktoren gelingt es den meisten Menschen, sich allmählich wieder als die anzunehmen, die sie sind: wohlmeinende, liebende, mit unvermeidlichen Irrtümern behaftete Eltern. Das Leben setzt uns ganz individuelle Grenzen, aber es will uns halten.

Gibt es Persönlichkeitsmerkmale, die die Lebensannahme gefährden?

Eltern, die in der Gemeinschaft gleich Betroffener Stütze finden, haben oft auch die tröstliche Vorstellung, dass sich auch ihre Kinder durch ihr vergleichbares Schicksal in einer jenseitigen, für uns nicht fassbaren Welt erkennen und dort ein hilfreiches Netzwerk bilden. Auch für mich war diese Phantasie in den ersten Jahren Halt.

Sollen wir dieser Sprache des Unbewussten trauen? Hatten unsere Kinder, die in ein so verschiedenes Umfeld hineingestreut waren, wirklich Gemeinsamkeiten in ihrer Persönlichkeit? Gibt es Gefahrensignale dafür, unter welchen Umständen sich ein Mensch den Hürden des Lebens von Anfang an schlechter gewachsen fühlt als ein anderer? Gibt es frühe, noch relativ unauffällige Anzeichen dafür, dass die Wahrnehmung sich allmählich immer mehr verengen könnte zu einer Lebenssicht, die jede Hoffnung ausschließt? Viele Eltern bestätigen bestimmte Eigenschaften und ich fand sie, angeregt durch einschlägige Literatur, auch in Tagebuchaufzeichnungen und Abschiedsbriefen junger Menschen. Ich habe einige davon gesammelt, ohne den Anspruch an wissenschaftliche Absicherung zu erheben. Sie beeinflussen und stärken einander, sind also kaum zu trennen.

– *Die Sensibilität*

Sensibel zu sein ist wünschenswert, wann aber ist diese Eigenschaft gefährdend? Sensibel sein bedeutet, sehr viele Reize aufzunehmen. Das Positive daran wären immerwährende Neugierde und Überraschung, die das Leben spannend machen, eine starke Einfühlung in andere und dadurch eine Vielfalt von emotionalen Erfahrungen. Ein starkes Problembewusstsein ist die Folge und ein erhöhter Bewusstseinsgrad. Und gerade in diesen so wünschenswerten Zügen liegt die Gefahr. Ein Kind hat das Bedürfnis, seine Umwelt zu ordnen und zu verstehen. Das gibt ihm Sicherheit. Neue Erfahrungen müssen immer wieder geprüft und integriert werden in das bestehende Wissen, um nicht Verwirrung aufkommen zu lassen. Sensibilität bedeutet auch Bewusstsein für Gefahren und bedingt unter Umständen auch verstärkte Vorsicht, die sich zur Angst erweitern kann. „Und wenn ich mich verletze?"

„Ich möchte mich nie von ihnen trennen!", stellen noch Jugendliche oder junge Erwachsene in Bezug auf ihre Eltern für sich fest, obwohl diese Einstellung einen Konflikt in ihnen auslöst. Sie suchen diesen Halt, und sie greifen die Eltern dennoch an, weil das eigenständige Leben die Norm bedeutet, auch erwünschenswert ist und sie einer neuen Generation mit veränderten Werten und Einstellungen angehören.

Sensibilität kann mit Stimmungsschwankungen einhergehen, diese können mit Impulsivität gekoppelt sein oder mit Rückzug, in jedem Fall können starke Eindrücke die Realität verzerren.

– *Die Erwartungshaltung ...*
a) an sich selbst

In Bezug auf Leistung ist es unvermeidlich, sich mit anderen zu messen, um seine Identität langsam zu festigen. Auch sind Misserfolge einzuplanen, davor ist keiner verschont. Ein Vergleich beginnt, wenn der angelegte Drang nachzuahmen erwacht: „Kann ich auch so hoch klettern?"

Ein leistungsorientiertes frühes Schulkind beginnt mit dem Schreiben der Aufgaben immer neu, bis die Schrift seinen Ansprüchen entspricht. Oder es leidet, weil es beim Aufsagen eines Gedichtes eine Zeile übersehen und sich damit „blamiert" hat.

Ein älteres Kind, das vielleicht mit anderen musiziert, wirft von sich aus das Handtuch, wenn es wegen einiger falscher Töne gerügt wird und damit seine Vorzugsstelle gefährdet ist. Eigene Leistungen sollen bis zur Perfektion gelingen.

Dasselbe Prinzip gilt im moralischen Handeln, das sich freilich erst mit der Zeit entwickelt. Aber schon das Kleinkind kann ungewöhnlich erschrocken reagieren, wenn die Mutter es schilt oder wenn es Trauer als Antwort auf seine Handlung in deren Zügen liest. „Habe ich etwas falsch gemacht?"

Später wird es schwer damit fertig, dass es einen Termin übersehen hat oder ein Versprechen brechen muss. Einen Wechsel der Lehrstelle oder des Studiums, dem junge Menschen bei anderen so oft begegnen, empfinden sie bei sich als nicht entschuldbare Entscheidungsschwäche. Nicht zu Vermeidendes wird zum persönlichen Versagen.

b) an andere

Es gibt Kinder, die sich häufiger als andere von ihren Eltern benachteiligt fühlen, die genau darauf achten, wie viel sie an Zuwendung und Bestätigung bekommen. „Mir liest du eine kürzere Geschichte vor als ..."

Auch andere Beziehungen werden abgetastet: „Bin ich angenommen?"

Aktive Kinder können in der Schule diese Befürchtung wettmachen durch auffälliges Verhalten, durch Clownerien oder auch Leistungssteigerung oder -verweigerung.

Für das Gelingen einer Partnerschaft ist eine hohe Erwartungshaltung an den anderen erschwerend, weil sie zu oft enge Grenzen um dessen Handlungsspielraum zieht. Nicht wenige unserer Jugendlichen suchen den Tod nach dem Zerbrechen einer Beziehung.

c) an die Umwelt und das Leben selbst

Die Suche nach einer totalen Übereinstimmung mit eigenen idealen Vorstellungen kann sich auf die ganze Umwelt ausdehnen, in der Kriege, Unglücke, Verschmutzung und Vergiftung der Natur, gesellschaftliche Erscheinungen wie Arbeitslosigkeit oder Leistungsansprüche ins Auge fallen und zum Schwerpunkt des Denkens werden. Jugendliche mit derartiger Überzeugung kämpfen oft lange mit viel Idealismus und intensivem eigenen Einsatz für ihre Ziele und empfinden sich nach einer Zeit als gescheitert. Welcher Einzelne kann schon die Welt wesentlich verändern?

Diese intensive Suche nach Werten erscheint mir auch wie eine versuchte Flucht vor sich selbst.

– *Geringe Frustrationstoleranz*

Dass nichts ohne Mühen verläuft und Erfolg nicht immer da ist, erkennt schon das Kleinkind. Wie oft muss es sich aufrichten, wenn es gehen lernt – und wir Erwachsene lernen mit ihm. Sein Leben ist voll von Geboten, Verboten, Regeln, Enttäuschung. Geschwister wetteifern um Spielzeug und demonstrieren ihre Stärke. Auch der Schüler muss annehmen, dass er in einer Gemeinschaft nicht unangetastet bleibt, dass ihm Unrecht geschieht und er in einem Thema versagen kann, auch wenn er sich gut vorbereitet hat. Die Schwelle dazu, ob etwas als Kränkung oder Enttäuschung empfunden wird, ist bei den Menschen verschieden sowie die Fähigkeit, diese anzunehmen, sie abzuschütteln oder in eine selbstsichere Verteidigungsposition zu wechseln. „Selbst doof", antwortet ein selbstsicheres Kind, dem dieses Urteil gilt. Zur Verstärkung seiner Abfuhr streckt es auch noch die Zunge heraus. Bei anderen genügt zur eigenen Verunsicherung oft schon eine nicht übereinstimmende Meinung des Gegenübers. Die Pubertät steigert die Empfindlichkeit. Es ist die Frage, wie lange ein nicht belastbarer Mensch auch später diese Mühen des immerwährenden Aufrichtens durchhält. Die meisten werden mit den Jahren daran wachsen, denn Enttäuschungen ermöglichen auch Lernprozesse. Andere fühlen sich überfordert. Besonders wenn ihnen das Schicksal nun noch außergewöhnliche Lasten aufbürdet, sind ihre Schultern zu schwach.

Wie gut Frustrationen ertragen werden können, äußert sich auf verschiedene Weise. Ein kleines Kind kann enttäuscht brüllen, wenn gerade sein Turm umfällt, ein anderes bricht in Tränen aus, wieder ein anderes findet es zum Lachen. Zornausbrüche und andere Affekthandlungen sind auch später bezeichnend neben Phasen tiefer Niedergeschlagenheit. Ob die so rätselhaften und oft spontan scheinenden Suizide nach einem Unfall als eine aktive Affekthandlung erklärt werden können? Häufiger ist der stille und unbemerkte Rückzug nach einer Reihe als

Verletzungen empfundenen Geschehnissen. Der Weg aus dieser Welt kann so leise vor sich gehen wie der einer Sternschnuppe, die in dunkler Nacht verlischt.

Ich habe angeführt, dass alle erwähnten Merkmale einander mitbedingen können. Die hohe Sensibilität und der oft damit einhergehende Ordnungsdrang bringen das philosophische Hinterfragen des Lebens bei dafür Begabten mit sich: „Welchen Sinn hat alles Geschehen? Welchen Sinn hat mein Weitergehen?" Kommen dazu noch Erfahrungen, die der hohen eigenen Anspruchshaltung nicht entsprechen, muss die Sinnfrage negativ beantwortet werden. Die mangelhafte Robustheit im Umgang mit Kränkungen verstärkt die errungene Überzeugung. Bei jungen Menschen, die weniger reflektieren, können sich die vielschichtigen, sie schädigenden Reaktionen aus der Umwelt im Inneren stauen und sie so in den Todeswunsch hineindrängen.

Sensibilität als Anlage ist kaum zu widerlegen. Woher aber kommt die Anspruchshaltung ans Leben? Ist das meist dahinterliegende LABILE SELBSTGEFÜHL Ursache dafür oder Folge? Dass dieses viele Folgereaktionen mitbedingt, ist unvermeidlich. Warum kann sich das Selbstgefühl nicht aus den Erfolgszwängen befreien?

Dass sich einige der jungen Menschen als Älteste unter Geschwistern zu einer Vorbildwirkung verpflichtet sahen, ist eine zu wenig tragkräftige Antwort für die vielen anderen Lebenssituationen.

Kann der Leistungsdruck mancher Eltern so tief greifen?

Die gestörte Mutter-Kind-Beziehung drängt sich mir nicht auf. Die vom Tod betroffenen Eltern kommen vom Schmerz um das geliebte Kind zeitlebens nicht los und ihre Fehlbarkeit liegt im Rahmen jedes durchschnittlichen Lebens. Also ist auch die Fähigkeit zum tragenden Selbstgefühl anlagemäßig verankert? Abhängig vom Chemismus des Körpers, dem wir ausgeliefert sind? Bahnt sich eine psychische Erkrankung auf diese Weise ihren Weg?

Wie viel Einfluss haben wir auf das Lebenkönnen? Können Medikamente lebenslang steuernd eingreifen? Sind unter diesen Umständen Menschen dann noch sie selbst?

Trostbrief für Eltern nach Suizid

Liebe Mutter, lieber Vater,
noch fühlst du dich in einem schrecklichen Albtraum gefangen, noch kannst du das Geschehen nicht begreifen, noch weißt du nicht, wie du weiterleben kannst. Es ist auch dir geschehen: dein Kind hat seinem Leben selbst ein Ende gesetzt. Es konnte oder wollte sich nicht mehr dem Leben stellen. Ein Leben, das du mit Teilnahme verfolgtest, in dem du alle Chancen sahst, hat sich vernichtet. Die Last eines schweren Rätsels verändert dein Leben. Lass dir behutsam helfen in deinem dich zerstörenden, dein Leben verdunkelnden Gefühl, mitschuldig am Tod deines Kindes zu sein. Bilder, Sätze, Worte, besonders der letzten Zeit deines Kindes, ziehen ohne Unterbrechung durch deine Gedanken, und du fragst dich immer wieder, warum du gerade in DIESER Weise gehandelt, warum du die Gefahr nicht erkannt hast, wie du so blind und arglos sein konntest. Du bist voller Zweifel an dir selbst, glaubst, als Mutter, als Vater versagt zu haben. Du siehst nur die Versäumnisse, nichts anderes ist fassbar für dich. Manchmal wird durch deinen Schmerz das Gefühl der Wut auf dich selbst oder sogar des Hasses durchbrechen. Und vielleicht kreisen deine Gedanken darum, wie du für deine Schuld Buße tun könntest – und findest nichts, was dir sinnvoll helfen könnte. Ich schrieb noch nach fast zwei Jahren nach dem Verlust meines Sohnes: „Überall, wo ich die Materie des Lebens packe, wird sie zu Sand, zerfällt unter meinen Händen.“ Dieser Zustand wird dich noch lange begleiten, aber ich verspreche dir, er wird schwächer, er tritt seltener auf, wenn du noch etwas Vertrauen ins Leben bewahrt hast und versuchst, unsere menschlichen Möglichkeiten und Grenzen zu begreifen. Die Zeit hilft dir, indem sie deine Erinnerung lenkt. Eine Kraft zieht uns weiter mit dem Lebensfluss, zieht uns hinein in neues Erleben.

Vielleicht hast du wie ich das Glück, dich an Träume von deinem Kind zu erinnern (und jeder Mensch verarbeitet in seinen Träumen!). Es wird dir oft unversehrt erscheinen, es spricht zu dir wie früher, es bezieht dich in sein Leben ein. Diese Träume können dir deutlich machen, dass du auch das Vertrauen deines Kindes besessen und es nicht enttäuscht hast. Sie zeigen dir das andere Bild von dir, dein Einbezogensein in sein Leben. Die Botschaften dieser Träume sind ein kleiner Schritt auf deinem Weg zur Ganzheit, die du früher warst, mit den Anteilen deiner guten Seiten und deinen unvermeidlichen Schwächen.

Wir Menschen müssen uns immer wieder als unvollkommen und fehlbar annehmen lernen. Wir haben die Fähigkeit zu bestimmten Wahrnehmungen. Wie sie aber unser Geist verarbeitet, haben wir nicht in der Hand. Uns wird immer wieder schmerzlich bewusst werden, dass jede

Handlung eines Menschen verschieden gedeutet werden kann, jede Aussage steht in einem Zusammenhang, den wir oft nicht kennen. Jede Situation hat die Möglichkeit des Gelingens oder des Scheiterns in sich.

Wir Eltern sahen unser Kind. Wir haben es nicht verstanden. Wir wollten es mit unserer Elternliebe schützen und konnten es nicht.

Du bist dir sicher, du wolltest immer voller Verantwortung handeln und wolltest alles vermeiden, um nicht an einem Menschen, besonders an dem dir anvertrauen Kind, schuldig zu werden.

Wenn es dir schon möglich ist, beobachte dich, wie du mit anderen Menschen umgehst, wie du von ihnen angenommen wirst. Du bist jetzt nicht anders, als du vor dem Tod deines Kindes warst. Versuche, offen zu sein für die Anerkennung, die dir entgegenkommt. Stück für Stück wirst du dein altes Selbst wieder verstehen lernen.

War es so, dass du Schwierigkeiten hattest in der Beziehung zu deinem Kind, beobachte andere Eltern im Umgang mit ihren Kindern. Du wirst erkennen, dass auch bei ihnen Spannungen und Konflikte sichtbar sind. Sie sind in keiner Beziehung vermeidbar. Vielleicht entdeckst du sogar, dass du verständnisvoller handeln konntest. An der inneren Teilnahme, die du diesen Kindern fremder Eltern entgegenbringst, wirst du dir vielleicht eines Stückes deiner guten, wohlwollenden Gefühle für dein eigenes Kind bewusst. Der Alltag, in dem du damals standest, ließ dich vieles nicht so klar sehen.

Die Schärfe der Erinnerungen an die letzte Zeit deines Kindes wird allmählich verblassen, damit ihre quälende Verletzbarkeit. Die nachfolgende Zeit legt sich über sie wie ein Schleier. Deine Erinnerungen werden sich allmählich erweitern und du wirst diese Zeit ergänzen können mit anderen Ereignissen, schönen und schmerzhaften. Ein ganzes, bunt gemischtes Leben wird klarer vor dir aufsteigen, dein Leben, zu dem auch jene Seite gehört, als dein Kind noch in deinem vollen Schutz stand.

Langsam wirst du lernen, die Vergangenheit nicht nur im Schatten des furchtbaren Geschehens zu sehen, des Verlustes deines Kindes. Stein um Stein baust du auf.

Du wirst deine dir mit deiner Geburt und deiner Natur mitgegebenen Grenzen erkennen und annehmen. Du musst vielleicht feststellen, wie wenig du in deinem Leben vermochtest, wie vieles dir entglitt. Vielleicht kannst du dir deutlich machen, wie schwer das Leben auch für dich war. Dein Mitgefühl mit dir selbst wird wachsen.

Vergiss nicht, dass wir die Themen unserer eigenen Erziehung in uns tragen und die verschiedenen Einflüsse der Zeiträume, durch die wir schon hindurch gegangen sind.

Du wirst annehmen müssen, dass du dein Kind vielleicht nicht richtig gesehen hast: du hast es mit den Augen des Stolzes, des Vertrauens, der Hoffnung gesehen. Aber wie konntest du anders als seine Mutter, sein Vater? Du hast an das Leben geglaubt und manches Verhalten magst du umgedeutet haben, weil es Ängste in dir geweckt hat, denen du dich nicht gewachsen fühltest.

Es kann sein, dass du deine Erziehungsmaßnahmen als falsch empfindest, dass du meinst, du warst zu streng, zu nachgiebig, zu unaufmerksam, zu wenig anteilnehmend, zu verwöhnend. Aber du musst daran denken, dass du heute alle deine Schritte aus dem Blickwinkel des furchtbaren Geschehens heraus interpretierst. Du wolltest immer ein guter Elternteil sein. Jetzt verstehst du vieles anders – aus deiner Erfahrung heraus! Wenn du es schaffst (manchmal schmerzt es zu sehr), schaue die verschiedenen Fotos deines Kindes an, sie werden dir auch die verschiedenen Gefühle zurückbringen, die du für dein Kind hattest. Versuche, sie festzuhalten. Auch sie werden dir helfen, dich besser zu verstehen. Du wirst erkennen, wie schwer dein Kind oft einzuschätzen, wie komplex seine Persönlichkeit war, wie es dir auch schon manchmal fremd war. Es hatte sich wohl schon ein großes Stück von dir gelöst und hatte seine eigene Welt.

Es kann sein, dass du mit dem Gefühl kämpfst, dem Leben ausgeliefert zu sein, dass du um seinen Sinn ringst. Die Elternschaft war dir eine so wichtige Aufgabe. Vielleicht aber gelingt es dir trotzdem, unser Leben in Demut anzunehmen und seinem Fortgang zu vertrauen.

Wenn du dich mitteilst, so oft es dir möglich ist, trägt es zu deiner Entlastung bei. Du wirst nicht allzu viele Menschen finden, die dich anhören. Du findest aber meist Verständnis bei denen, die dein Schicksal teilen. Dir schon vertraute Menschen, die deinen Weg gegangen sind, wirst du mit neuen Augen sehen.

Vielen Menschen, auch denen, die davor keine Übung darin erworben haben, ist das Aufschreiben ihrer Gedanken eine Hilfe.

Die Stimme deines Versagens wird sich noch lange melden, aber wie ich dir sagte, irgendwann immer seltener, leiser. Du wirst die Zusammenhänge deines Lebens immer besser erkennen können, aber du musst noch einen schweren Weg weitergehen: den Weg zu einem neuen Vertrauen zu dir selbst.

Du trägst in dir von Anbeginn an auch das Recht und vielleicht die Pflicht, dein eigenes Leben auszubauen und zu vollenden. Sein Sinn bleibt für uns Menschen im Dunkeln. Wenn das Gefühl der Schuld wie eine schwere Last zu Boden gesunken sein wird, wenn du die tragischen, dunklen Mächte in deinem Kind verabschiedet haben wirst, wenn die Zeit wieder sanft wie Wasser darüber hinweggleitet, wird sich das Licht aus dem Leben deines Kindes in diesem Wasser spiegeln und du wirst dem Leben danken können, dass es dich Vater und Mutter werden ließ – mit all den Schmerzen und Chancen.

Deine E. B.

Einer Gefährtin

Welch ein wertvolles Leben
ging der Welt verloren,
klagst du.

Welch ein wertvolles Leben,
klage auch ich.

Dein Sohn schuf neue Musik,
und seine Hände zeichneten fein,
und er war so gerecht.

Mein Sohn liebte die Sprache,
und er durchdachte das Leben,
wog ab seine Schönheit
und die erdrückende Pflicht.

Ein jedes Leben hatte seinen Auftrag,
und dennoch wählten beide
den Tod.

Klage der Hinterbliebenen nach Suizid

Wir haben gesehen und doch nicht verstanden,
und seit wir verstehen, ist es zu spät.

Wir waren sicher, tragend zu lieben,
wir schenkten Vertrauen und boten den Rückhalt,
das Sterben verhindern konnten wir nicht.

Der uns nächste Mensch ging allein in den Tod,
er hat sein Leben von unserem gelöst
und uns eine Last übergeben.

Wir tragen die bitterste Folge
der Verwurzelung in einem Menschen.

Wir müssen so schmerzlich erfahren:
des Lebens Rätsel lösen wir nicht,
wir wissen nur, dass wir lernen.

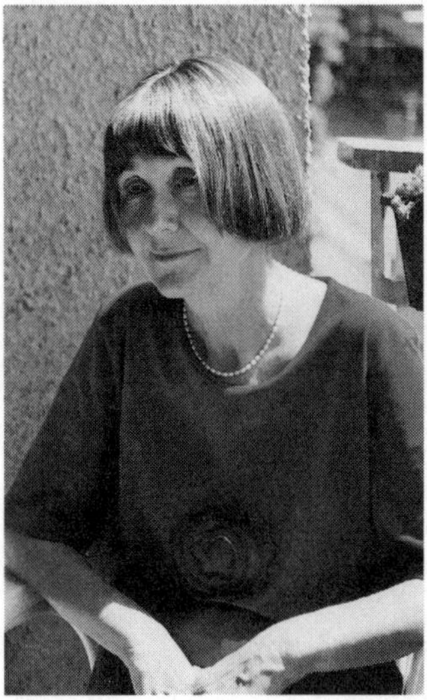

Erika Bodner ist promovierte Psychologin und arbeitete viele Jahre lang in der Begleitung von Erwachsenen an der VHS Köln. Acht Jahre war sie Mitarbeiterin in einer Selbsthilfegruppe für trauernde Eltern in Graz. Sie hat Texte für Trauernde veröffentlicht, leitete Seminare und hat Kontakte zu den verwaisten Eltern in Deutschland. Als Fachfrau, Witwe und selbst betroffene Mutter stellt sie sich schonungslos der Trauer und den sich daraus ergebenden Lebensfragen, die für eine keiner traditionellen Religion Angehörige schwerer zu bewältigen sind. Sie will Schuldzuweisungen der Umwelt in Frage stellen, die ein Freitod oft mit sich bringt. Der Grundtenor des Buches ist „Lernen durch Leid", eine Lebenshilfe für alle von ihm Betroffenen. Viele Texte sind als Gesprächsgrundlage für Gruppen geeignet.